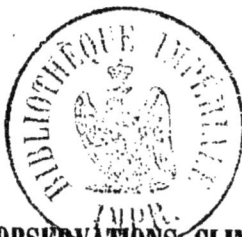

NOTICE ET OBSERVATIONS CLINIQUES

SUR LES EAUX MINÉRALES

DE MOLITG-LES-BAINS.

NOTICE

ET

OBSERVATIONS CLINIQUES

SUR LES EAUX MINÉRALES

DE MOLITG-LES-BAINS

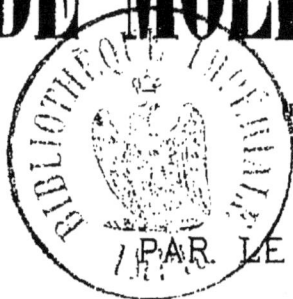

(PYRÉNÉES-ORIENTALES),

PAR LE DOCTEUR PICON,

MÉDECIN-INSPECTEUR.

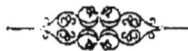

———※———

PERPIGNAN,

IMPRIMERIE DE CHARLES LATROBE,

SUCCESSEUR DE J.-B. ALZINE,

Rue des Trois-Rois, 1.

—

1868.

CAUSES DÉTERMINANTES DE CET ÉCRIT.

———

Ce n'est ni par pure fantaisie, ni par vaine gloriole, mais par des motifs plus solides qui seront, je l'espère du moins, généralement compris, que j'ai été amené à faire une brochure.

En écrivant aujourd'hui cette notice, destinée à faire connaître quelques résultats de mes études sur les eaux thermo-minérales de Molitg-les-Bains, je cède à des raisons qui s'imposent à ma volonté.

Par elle je me propose :

1º De suppléer au rapport médical que je devais adresser à Son Exc. le Ministre de l'Agriculture, du Commerce et des Travaux publics, pour l'année 1866, conformément aux instructions de la circulaire ministérielle du 20 mai 1852;

2º De faire droit à une demande gracieuse qu'il me serait d'autant moins permis de ne pas écouter, qu'elle émane d'une voix sympathique parfaitement autorisée, et qu'elle est d'ailleurs fondée sur des motifs légitimes et des considérations de haute convenance;

3º De m'affranchir des soins et des ennuis d'une correspondance active, spécialement consacrée aux renseignements à fournir sur la station thermale, trop imparfaitement connue encore, de la susdite localité, correspondance qui se renouvelle périodiquement à l'approche et pendant la durée de chaque saison thermale, qui coïncide par conséquent avec l'époque de l'année où mon service médical aux établissements et mes occupations auprès de ma clientèle ordinaire me laissent peu de loisirs.

Les questions qui me sont adressées à ce sujet et auxquelles il m'incombe de satisfaire, sont multiples et fort complexes. Par élimination de celles qu'il n'est pas d'un intérêt majeur de reproduire ici, — elles se rapportent à la situation géographique, à la topographie, à l'altitude, à la climatologie, à la salubrité de la station, à l'état sanitaire de la banlieue, aux principes minéralisateurs de l'eau thermale, à l'action qu'elle exerce sur l'homme sain, à ses aptitudes médicinales, à ses modes d'administration divers et à la modification que chacun d'eux imprime à l'organisme.

Elles ont pour objet de faire connaître, d'une manière plus précise ou moins vague qu'on ne le fait jusqu'ici, les espèces morbides qui (en dehors des dermatoses à l'égard desquelles Molitg est tenu généralement et sans conteste, pour l'agent thérapeutique par excellence) sont accessibles à l'action du liquide minéral, ainsi que les circonstances de ces maladies dans lesquelles son application est contre-indiquée.

Elles touchent à des considérations générales relatives, non seulement au mode d'agir et au degré d'efficacité de l'agent hydro-minéral, dans le traitement des affections cutanées et plus particulièrement de la dartre; mais encore à la manière d'être, aux manifestations multiples, aux phénomènes sensibles ou occultes et aux complications de cette affection diathésique, dont la nature est un mystère et la marche trop souvent insidieuse. (Je résume au chapitre V mes observations médicales sur cette maladie, considérée au point de vue de son diagnostic et de sa terminaison, alors qu'abandonnée à elle-même elle suit fatalement sa marche et poursuit ses périodes successives, en dehors de toute intervention de l'art.

Elles ont trait aux diverses conditions intrinsèques et accessoires, en vertu desquelles la médication hydro-minérale de Molitg-les-Bains, produit une action à la fois altérante et métasyncritique, dont les bienfaits s'adressent aux enfants et aux jeunes personnes à constitution chétive, malingres, étiolés, affectés de lymphatisme et de débilité native ou acquise, ainsi qu'aux adultes et aux vieillards qui sont en puissance de diathése et partant sous la menace de l'éclosion plus ou moins prochaine des accidents morbides propres à la nature de l'affection générale latente (rhumatisme, scrophule, herpétisme, etc., etc.) qui est inhérente à leur constitution.

Elles se rapportent à diverses anomalies de la santé, rarement observées dans la pratique, d'un diagnostic difficile, d'une nature peu aisée à démêler; à certaines perturbations fonctionnelles de la vie organique et de la vie de relation, qui se traduisent par un ensemble

de phénomènes insolites, mal caractérisés, à siége
indécis (maladies innominées), dont les analogues ne
figurent pas dans les ouvrages classiques de nosogra-
phie, et sur lesquelles on tient à savoir si les eaux de
Molitg-les-Bains sont susceptibles d'exercer une salutaire influence.

Tel est le tableau raccourci des notions le plus
généralement réclamées et des points de pratique et
de doctrine auxquels je suis le plus communément
appelé à donner mon avis sous forme de consultation.

Maintenant, si on considère que ces documents
sont destinés à des médecins et à des malades, et
qu'ordinairement les uns et les autres en ont besoin
et les attendent, le plus souvent à bref délai, pour
être définitivement fixés sur le choix qu'il leur convient de faire entre divers établissements d'eaux minérales; — si on considère qu'en de telles conjec-
tures il y a, pour moi, plus qu'un devoir de convenance, non pas seulement à les transmettre ponc-
tuellement, au fur et à mesure que la demande m'en
est parvenue, mais à consacrer tous les soins et toute
l'attention qu'ils comportent à l'examen et à la rédac-
tion de chacun d'eux en particulier, — attendu que
les dommages qui résulteraient (au double point de
vue de l'intérêt des malades et de la station) de toute
négligence, de tout retard, de toute erreur d'appréciation, qu'il m'arriverait de commettre à cet égard,
engageraient ma responsabilité morale et me seraient
justement imputés: on saisira certainement ce qu'il
y a de pénible, d'ardu, d'assujettissant dans l'accom-

plissement de la tâche que je viens de spécifier, qui
est strictement dévolue à mes fonctions, et que jamais,
sauf dans un cas de force majeure, il ne m'est permis de décliner; et dès lors on comprendra pourquoi
mes préoccupations ont dû naturellement se porter à
la recherche d'un moyen qui me permette de satisfaire dorénavant à ce devoir de mon ministère avec
moins de gêne et de sollicitude que par le passé. Or,
c'est principalement et surtout à cette fin, que j'ai
songé à faire cette notice : en consignant parmi les
matières qui sont comprises dans son cadre, quelques
considérations générales, spécialement relatives aux
questions dont j'ai présenté ci-avant le relevé sommaire, je formule, par anticipation, une réponse,
appropriée à toutes les demandes ultérieures de
même nature, qui pourra être transmise immédiatement et, au besoin, par l'intermédiaire d'une tierce
personne, qui trouvera la raison légitime de son utilité et de son emploi, dans toutes les circonstances
où par une cause quelconque, je serai momentanément empêché de faire mon service des thermes; et
qui aura notamment pour effet de prévenir ou de
conjurer les inconvénients qui résulteraient de cet
empêchement. C'est là, comme on voit, une mesure
de précaution à l'aide de laquelle je vise à me prémunir contre les incidents que je viens de signaler:
incidents éventuels, dont je suis d'autant plus autorisé à me préoccuper et je pourrais dire à supputer
l'échéance plus ou moins prochaine, que ma santé
se ressent toujours des suites d'une maladie grave,

non complétement jugée, et que je suis encore sous la douloureuse impression des conséquences produites par un trop long retard à faire droit aux nombreuses demandes de renseignements qui m'avaient été adressées, durant la phase d'acuité de la susdite maladie.

Je ne me dissimule pas combien ce travail, dont le fait ci-devant relaté m'a suggéré l'idée et démontré la nécessité, dont je n'ai pu m'occuper qu'à bâtons rompus et dans les plus mauvaises conditions du corps et de l'esprit, est incomplet et laisse à désirer ; mais je risquerais fort de manquer le but essentiel qu'il m'importe d'atteindre, et de me préparer de nouveaux regrets pour l'avenir, si j'en retardais l'impression. La saison des bains approche et avec elle le surcroît d'occupations qu'elle m'impose. Or, s'il m'est donné de comprendre et d'apprécier avec le sang-froid de la raison, la nature et la valeur des signes diagnostiques intimes qui s'imposent à mes méditations, à peine m'est-il permis de douter si cette période se passera sans qu'il se produise des occasions plus ou moins nombreuses de recourir d'urgence à l'emploi de la notice que je prépare, ainsi que je l'ai précédemment énoncé, en prévision de ces cas éventuels ; je ne fais donc qu'obéir aux nécessités d'une situation toute exceptionnelle, en la livrant à la publicité avec ses lacunes et ses imperfections que je suis loin de méconnaître ; et toutefois avec la confiance qu'elle sera généralement envisagée, non sous le rapport exclusif de ses qualités et de son mérite intrinsèques, mais principalement au point de vue de l'indication spéciale qu'elle est destinée à remplir.

NOTICE

ET

OBSERVATIONS CLINIQUES.

CHAPITRE PREMIER.

Description des Établissements.—Histoire.

A la base d'un contrefort du revers méridional de la montagne de Molitg, au fond d'un contour et d'un rétrécissement formé par la vallée commune aux villages de Mosset, Molitg et Campome, et non loin du confluent de la rivière Castellane, qui serpente le long de ladite vallée et du torrent du Riell, qui coupe la montagne de Molitg dans la direction du nord au sud, naissent, dans un terrain granitique, plusieurs sources d'eau thermale sulfureuse, auxquelles le village de Molitg a donné son nom.

Elles sont à deux kilomètres de ce dernier village, qui était autrefois l'unique habitation des baigneurs; à 14 des établissements thermaux de Vernet-les-Bains, et à 24 de celui des Graus d'Olette [1].

[1] Il ne saurait être inopportun de relever ici le préjugé vulgaire qui envisage le rapprochement de ces trois stations thermales comme une circonstance fàcheuse et préjudiciable à leurs intérêts respectifs. De cela seul qu'ils sont alimentés par des sources minéralisées par le principe sulfu-

Elles sont d'un abord facile et commode, grâce à une belle route départementale de construction récente, parfaitement entretenue, et qui rallie les établissements de Molitg à Prades et à Perpignan. Ces deux villes éloignées des Thermes, la première de 7 kilomètres, la seconde de 49, se trouvent en relation constante avec Molitg-les-Bains par un service de voitures qui correspondent avec l'arrivée à Perpignan des convois des Chemins de Fer du Midi.

Les eaux thermales sulfureuses de Molitg-les-Bains,

reux et rangées dans la grande classe des thermales sulfureuses, inférer d'une manière rigoureuse et absolue qu'elles peuvent se suppléer mutuellement et donner une égale satisfaction aux mêmes indications curatives, c'est énoncer une proposition que l'expérience est loin de confirmer. Si, au point de vue des principes qui les constituent, elles offrent entre elles une analogie des plus intimes, il est d'observation néanmoins qu'elles diffèrent par des qualités dont la chimie n'a pas encore révélé le secret, et qui font que chacune d'elles, secondée d'ailleurs dans ses effets thérapeutiques, par les conditions d'hygiène et de topographie qui lui appartiennent en propre, possède une aptitude spéciale pour le traitement de telle individualité morbide déterminée, et une puissance d'action plus grande que ses congénères dans certaines formes et variétés inhérentes aux maladies qui sont généralement tributaires de cette nature de sources minérales. C'est ainsi que, comme station thermale d'hiver, Vernet-les-Bains, avec son site pittoresque et bien abrité, avec son puissant vaporarium et ses salles d'aspiration bien aménagées, offre aux rhumatisants et aux pulmoniques un ensemble de ressources hygiéniques et médicatrices qu'ils chercheraient en vain aux stations de Molitg-les-Bains et des Graus d'Olette; et que, d'autre part, ces dernières sont respectivement mieux appropriées que Vernet-les-Bains au traitement de certaines affections chroniques dépendantes d'un vice constitutionnel ou diathésique. De cet aperçu sommaire se déduit, si je ne m'abuse, cette conclusion que les stations thermales de Molitg-les-Bains, des Graus d'Olette, de Vernet-les-Bains, sont faites pour se compléter l'une par l'autre, pour se prêter un efficace et mutuel concours, et que, partant, leur voisinage, loin d'être pour elles une cause permanente de dommage et de souffrance, doit être considéré plutôt comme une des conditions les plus propres à consolider leur bonne renommée et à concourir à leur croissante prospérité. — Les documents à l'appui de cette proposition contradictoire seront produits, quand à ce travail sera annexé un complément indispensable.

qui figurent aujourd'hui sans trop de désavantage parmi les eaux de la même nature les plus estimées et les plus recommandables par l'importance et l'étendue de leurs services, étaient inconnues encore dans le commencement du siècle dernier ; du moins les documents historiques qui les concernent ne remontent pas à une date plus reculée.

Quelles que soient les causes du retard apporté à l'appréciation de leurs qualités bienfaisantes, en dehors des deux ou trois villages qui l'avoisinent, il est de fait qu'elles ne commencèrent à être l'objet des investigations de la science qu'en l'année 1754.

Le médecin Carrère est le premier qui se soit occupé de l'analyse chimique de ces eaux et de leur propriété médicinale. Dans son *Traité,* il insiste sur leurs vertus anti-herpétiques ; mais la partie de sa dissertation qu'il consacre à la recherche de leurs ingrédients, se ressent de l'insuffisance des moyens d'investigation dont la science analytique pouvait alors disposer. Ses épreuves ne consistent que dans l'emploi de quelques réactifs qui mettent en évidence le caractère sulfureux des eaux, et confirment les données fournies par l'examen de leurs caractères physiques.

Il évalue la température de l'une de ces sources à 33° R.; une des autres à 30°. Carrère reconnaît dans ces eaux, une propriété qui leur est particulière et qui les distingue d'un grand nombre de sources de la même espèce, je veux dire la persistance avec laquelle elles conservent l'ingrédient sulfureux. Il résulte en effet, des expériences qu'il a faites que l'eau de Molitg, puisée à la source depuis plus d'un an et conservée dans des bouteilles, n'a rien perdu de son odeur d'œufs couvés, ni de sa faculté de précipiter en noir les sels de plomb.

En 1765, le médecin Anglada, professeur à la Faculté de Perpignan, fit paraître une notice sur les Eaux de Molitg, dans laquelle il fait également ressortir leur caractère sulfureux, et confirme l'observation de Carrère sur la persévérance de cette qualité, puisqu'il déclare qu'employées à Paris, deux ans après les avoir puisées à la source, non-seulement il a pu constater leur propriété anti-herpétique, mais qu'elles se sont montrées décidément sulfureuses sous l'ascendant des réactifs.

Lors de l'exploration de Carrère, les Thermes de Molitg consistaient en une petite bâtisse de deux mètres et demi en carré, et deux mètres d'élévation, abritant un petit bassin creusé dans le roc. Les propriétés de ces sources n'étaient connues à cette époque que des habitants de la vallée.

Peu de temps après, à la faveur des écrits de Carrère et d'Anglada père, et de la publicité qui fut donnée à quelques cures remarquables qu'elles avaient opérées, la réputation de ces eaux s'étant agrandie, le marquis de Llupia, qui en était le propriétaire, convaincu de l'insuffisance de l'établissement primitif, fit construire en 1787, le long du torrent du Riell, un établissement pour six baignoires, alimentées par la source de l'ancien bain commun. — Dès cette époque, l'acheminement vers ces sources suivit un mouvement progressif, de sorte qu'au bout de quelques années, l'affluence était tellement grande et si peu en rapport avec le nombre des baignoires, que pendant longtemps il fallait commencer à minuit le service balnéaire, qui ne se terminait qu'à la chute du jour.

Cette pénurie et cette insuffisance de ressources suggéra au sieur Mamet, propriétaire d'un terrain situé à quelques mètres à l'est des Thermes Llupia, où surgissaient quelques sources d'eau thermale, l'idée d'utiliser ces sources et de construire un établissement. Des travaux d'exploration furent entrepris ; la roche d'où jaillissait l'eau minérale fut pétardée, soit pour augmenter la température du liquide, soit pour approprier le terrain à la construction d'une bâtisse, et en 1819 on vit s'élever en ces lieux un établissement thermal renfermant sept cabinets à bain, dans l'un desquels avait été disposé une douche descendante.

Environ dans le même temps, de nouvelles améliorations furent apportées dans les anciens Thermes, auxquels on adossa une nouvelle bâtisse, où l'on plaça quatre baignoires. La source mère fut plus soigneusement encaissée, ses eaux furent immédiatement recueillies dans un réservoir, et les rigoles qui les conduisaient dans les baignoires furent remplacées par des tuyaux de plomb, terminés par des robinets. Enfin, deux autres sources, qui étaient situées près de la source mère, furent introduites dans l'établissement, et formèrent un surcroît de ressources que l'extension donnée aux Thermes avait rendues indispensables. Les améliorations introduites aux Thermes Llupia et l'édification simultanée de l'Établissement Mamet, furent accueillies du public avec d'autant plus de faveur qu'il avait souffert longtemps de l'exiguïté et de l'imperfection des premières. Toutefois si, dans cette conjoncture, il envisagea la coïncidence de ces deux faits comme le présage d'un mouvement d'émulation dont il serait appelé à recueillir sa part de profits et d'avantages, il ne tarda pas à reconnaître qu'il s'était bercé d'un vain espoir. Le sieur Mamet, soit qu'il redoutât les éventualités de cette lutte, soit tout autre motif, vendit son établissement au marquis de Llupia, qui s'affranchit par cette acquisition des soucis et des désagréments d'une concurrence.

Tel était en 1819 l'état des lieux et tel il continua d'être jusqu'en 1835, époque où le marquis de Llupia vendit ses propriétés de Molitg, qui se composaient alors de l'Établissement qui porte son nom, de l'Établissement Mamet, du château ou maison d'habitation, situé dans la commune, des ruines de Paracols, restes d'un vieux manoir féodal, situé au sommet d'un roc de forme conique, au sud-est des sources thermales, etc. Elles furent adjugées à M. François de Massia, qui en est resté le propriétaire jusqu'à l'époque où elles passèrent, en vertu d'un acte de vente, sur la tête de son fils, le docteur Édouard de Massia.

Dès son entrée en possession M. François de Massia aborda courageusement la voie des améliorations et des perfectionnements. Comprenant ce qu'il y avait à faire, ne se dissimulant aucune des difficultés contre lesquelles il avait à lutter pour mettre ses établissements sur un pied convenable, il se mit à l'œuvre avec tout le zèle et le dévouement que comportait la grandeur de la tâche qu'il s'était imposée. Aussi, en considérant les changements et les transformations remarquables qui se sont accomplis par son intelligente initiative et ses efforts persévérants, il est permis de dire aujourd'hui, en toute justice et en toute vérité, que si la Station thermale de Molitg-les-Bains laisse encore à désirer, en fait de luxe et autres choses accessoires, elle a immensément gagné sous le rapport de l'utile et du confortable.

En 1837, les dix-sept baignoires comprises dans les deux établissements n'étaient déjà plus en rapport avec le personnel des baigneurs. L'affluence toujours crois-

sante de ces derniers faisait ressortir aussi les inconvénients qui résultaient de l'éloignement des thermes du
lieu d'habitation des malades. Bien que le village de Molitg
ne soit qu'à deux kilomètres des sources minérales, on
reconnaissait que ce parcours, outre qu'il était toujours
incommode pour les infirmes, n'était pas sans danger
pour les autres, quand survenaient des périodes pluvieuses
ou que des changements brusques se produisaient dans
l'atmosphère. Il s'agissait de donner satisfaction à deux
besoins qui se révélaient chaque année d'une manière
de plus en plus impérieuse; il s'agissait d'augmenter le
nombre des baignoires, et de construire à proximité des
Thermes, des logements commodes pour les baigneurs.
Pour satisfaire à ces indications, et pour donner à l'œuvre qu'on voulait édifier des proportions convenables, il
fallait abattre l'Établissement Mamet. Cet établissement
avait été bâti sur des bases vicieuses; ses eaux avaient
été mal recherchées et mal réunies; ses constructions
offraient déjà les signes de la décadence et de la vétusté.
Il fut démoli jusqu'à ses fondations. La roche d'où surgissent les sources fut minée profondément, et celles-ci
furent suivies jusqu'à ce qu'on fût parvenu à les obtenir
plus chaudes, plus volumineuses, et tout-à-fait à l'abri
des filtrations des eaux étrangères. Après cette opération,
on construisit sur l'emplacement qui avait été occupé par
les Thermes Mamet, un Établissement qui n'a de commun
avec le premier que les eaux par lesquelles il est alimenté,
et qui porte aujourd'hui le nom d'Établissement Massia,
pour le distinguer des anciens Thermes, nommés toujours Thermes Llupia, du nom de leur fondateur.

L'Établissement Massia, situé à l'est des anciens Thermes, dont il n'est séparé que par une vingtaine de mètres,

est un édifice à trois étages. Au rez-de-chaussée sont
les Thermes proprement dits; il y a douze cabinets avec
baignoires en marbre, un cabinet à douche descendante
et une autre latérale, une buvette, une salle de réunion,
le réservoir des eaux, un grand corridor dans le sens de
l'axe de la maison. On pénètre à ces Thermes par des
portes pratiquées à l'extrémité du corridor, et par un
escalier qui descend des étages supérieurs. Les cabinets
à bain occupent toute la face des Thermes qui longe la
rivière Castellane; les réservoirs, les douches, la buvette
sont sur le côté opposé. Au premier et au second étage
sont des appartements spacieux, bien aérés, ayant vue,
au sud, sur la Castellane, le roc de Paracols; au nord-
ouest, sur la place et les Thermes Llupia.

Dans ces appartements on peut disposer de vingt-huit
lits pour les baigneurs. Le troisième étage se compose
de quelques chambres moins spacieuses, et de deux
petites cuisines à l'usage des personnes qui veulent
faire leur ménage.

Les transformations qu'on a fait subir aux Thermes
Llupia ne sont ni moins utiles ni moins remarquables.
Les eaux qui alimentent cet établissement avaient été
jusque-là imparfaitement réunies; elles furent alors l'objet
d'une exploration plus exacte et plus minutieuse, qui eut
pour résultat d'augmenter le volume des sources, de
permettre la construction de nouvelles baignoires, et de
porter à vingt le nombre des cabinets à bain de l'Établissement Llupia. Celui-ci, comme l'Établissement Massia,
est un édifice à trois étages, auquel les accidents et la
configuration du terrain ont fait donner une forme irrégulière, mais non dénuée d'élégance et d'originalité : c'est
un carré long, dont le grand diamètre est dans la direc-

tion du nord au sud, flanqué aux deux extrémités de
deux corps de bâtisse qui le coupent à angle droit, et
forment une saillie de cinq ou six mètres dans la direction de l'est. La plus grande partie du rez-de-chaussée
est occupée par les cabinets de bain et les réservoirs des
sources. Ils sont adossés au mur septentrional de l'édifice,
qui longe le torrent du Riell, et sont précédés d'un vaste
corridor, où l'on pénètre par deux portes pratiquées sur
le devant, et par une troisième qui est placée à l'extrémité supérieure de ce passage. En face de la partie du
corridor qui précède les six premiers cabinets des bains,
le rez-de-chaussée est occupé par une pièce de forme
carrée, au centre de laquelle a été établi un appareil
calorifère destiné à chauffer le linge des baigneurs, laquelle sert aussi de salle d'attente pour les personnes
qui n'habitent pas aux Thermes. La cuisine et la salle à
manger de l'établissement, qui occupaient primitivement
la partie méridionale du rez-de-chaussée, au fond du
corridor et à côté du dernier cabinet de bain, ont été
transformées depuis quelque temps en de belles chambres à coucher, qui sont particulièrement recherchées
par les baigneurs infirmes, et par ceux qui viennent faire
une cure en hiver ou à d'autres époques que la saison
normale.

Le premier et le second étages ont été distribués en
chambres à coucher, de dimensions inégales et disposées
dans de bonnes conditions hygiéniques. Le troisième étage
renferme quelques lits pour les malades qui se présentent
à l'établissement munis d'un certificat d'indigence. Cet
édifice étant construit sur un plan qui n'est guère plus
élevé que l'Établissement Massia, embrasse le même ho-
rizon et jouit par conséquent de la même perspective.

Sur un point culminant, au nord et à quelques mètres de distance des thermes dont je viens de parler, s'élève un troisième établissement d'origine plus récente, et qui est alimenté par une source de nature également sulfureuse, mais qui diffère néanmoins de ses congénères des deux autres établissements par des nuances de température et de composition chimique; circonstance heureuse qui, entre autres avantages, a eu pour résultat d'agrandir le cercle des affections pathologiques pour lesquelles les eaux minérales de Molitg-les-Bains sont actuellement indiquées.

Le terrain sur lequel il est construit offrait quelques légers indices d'une source minérale. En 1840, le docteur Barrère, alors médecin-inspecteur des Eaux thermales de Molitg, croyant pouvoir utiliser cette source, acheta le terrain, construisit la maison, et se mit ensuite à la recherche de l'eau minérale. Ses investigations avaient été assez heureuses pour lui permettre de faire construire huit baignoires, suffisamment alimentées par les eaux qu'il était parvenu à réunir; toutefois, peu satisfait de ce résultat, il n'avait pas tardé à recommencer ses fouilles, en vue d'augmenter le volume de la source et de donner à ses thermes un plus grand développement, lorsque, par suite d'une transaction conclue en 1844 entre lui et M. de Massia, sa propriété passa entre les mains de ce dernier. Depuis l'époque susdite cet établissement a subi peu de modifications C'est un édifice à forme quadrangulaire, d'une régularité parfaite, dont le côté méridional fait face à l'aile droite de l'Établissement Llupià et à la place qui est interposée entre celui-ci et l'Établissement Massia. A trois mètres en contre-bas du rez-de-chaussée et sur le côté occidental de l'édifice, sont les Thermes, qui se composent de huit cabinets de bain, renfermant chacun une baignoire, et occupant les parties latérales d'un corridor de huit à dix mètres de longueur, et dont le grand axe est dans la direction du nord au sud. Au rez-de-chaussée sont les cuisines, les salles à manger, une grande salle de réunion, de construction récente, splendidement décorée et contenant un piano, destiné à faire alternativement jouir les baigneurs du plaisir de la musique et de celui de la danse, et enfin une galerie qui sert de promenade quand le temps ne permet pas de sortir de l'établissement. Les étages supérieurs contiennent une quarantaine de lits, dans des appartements tapissés, commodes, bien aérés et meublés avec soin.

CHAPITRE II.

Altitude. — Climatologie.

Située à 450 mètres au-dessus du niveau de la mer, protégée contre la violence des vents d'est et du nord-ouest par la montagne de Molitg au pied de laquelle elle est adossée, et contre l'influence lourde et énervante des vents du sud par les collines boisées qui bordent la rive droite de la Castellane, la Station thermale de Molitg-les-Bains jouit du précieux avantage d'un climat doux et tempéré, qui tient le milieu entre le climat rude de la Cerdagne et du Capcir et le climat chaud des parties basses du Roussillon.

Sa situation géographique, le degré moyen de son altitude, son influence climatérique, la salubrité de l'atmos-

phère qui l'entoure, si bien purifiée par les émanations
de la forêt qui est à son opposite et de la plantureuse
végétation de la colline qui de la base du bain se déroule
comme un pittoresque verger, en forme d'amphithéâtre,
jusqu'aux abords du village de Molitg; tout cela réuni
constitue un ensemble de circonstances hygiéniques et
modificatrices, éminemment propres à venir en aide à la
puissance médicatrice des eaux minérales de cette localité.

L'hiver dans cette Station n'a pas de glace, et, par
un contraste remarquable, la neige qui couronne pendant
la plus grande partie de cette saison les hauteurs qui la
dominent n'arrive jusqu'à elle qu'à de rares intervalles;
et même alors son apparition n'est que passagère, elle
fond au fur et à mesure qu'elle touche le sol. Les chaleurs de l'été sont parfois intenses à l'époque de la cani-
cule, mais jamais elles ne sont si difficiles à supporter
qu'en plaine, parce que l'air est constamment rafraîchi
et purifié par son passage à travers les forêts voisines,
par le courant de la Castellane qui traverse la vallée, par
les sources nombreuses qui sourdent dans les environs,
et par la vaporisation des nappes d'eau employées à l'irri-
gation des prairies et des champs qui l'avoisinent. On
peut même ajouter qu'à nulle autre époque qu'au milieu
de l'été et pendant le règne des plus fortes chaleurs on
n'y respire un air aussi pur, aussi agréable et aussi rafraî-
chissant.

L'état sanitaire de la contrée qui domine la Station
thermale de Molitg est, en général, des plus satisfaisants.
Les habitants, dont les uns sont voituriers et les autres
employés aux rudes travaux de l'agriculture, sont robustes
et vigoureusement constitués. Le village de Molitg est
actuellement exempt d'endémie, et la tradition dit qu'il

n'y en a pas eu davantage dans les temps les plus reculés.
Quant aux épidémies, on n'a jamais observé que celles
qui sont particulières au jeune âge. C'est en vain qu'on
y chercherait quelques traces de rachites et des symptômes divers par lesquels se manifeste l'affection scrophu-
leuse ; et en ce qui concerne la phtisie pulmonaire, il
m'est permis de déclarer que depuis plus de vingt ans
que je fais la médecine dans cette contrée, il ne m'est
pas arrivé de constater parmi les malades de la susdite
localité un seul cas de cette redoutable maladie parfaitement caractérisée [1].

La saison thermale de Molitg-les-Bains commence
d'ordinaire dès la première quinzaine du mois de mai et
se prolonge jusqu'à la fin du mois de septembre. Pour
certains états morbides, il y a sans doute avantage, sinon
nécessité rigoureuse, de ne se baigner que pendant la
durée de cette période, et dans certains cas, qui seront
d'ailleurs spécifiés, de ne venir aux Thermes qu'à l'époque des plus fortes chaleurs ; mais, en général, dans les
affections dartreuses non compliquées de lésions morbides
siégeant dans les viscères, il est maintenant d'observation
qu'une cure faite à toute autre époque, voire même au
cœur de l'hiver, (en prenant bien entendu les précautions

[1] La salubrité de la station thermale de Molitg ne saurait, ce me
semble, être plus ostensiblement démontrée que par l'énoncé de ce fait,
à savoir : qu'à l'époque où l'épidémie de 1854 sévissait avec une si
cruelle intensité sur les populations voisines, et même à Catllar, qui est
situé sur la même rive de la Castellane et à quatre kilomètres de distance,
il n'y eut pas aux thermes, pendant toute la durée de cette sinistre époque,
un seul cas de choléra, alors que les établissements étaient encombrés, et
que la majeure partie des baigneurs, accidentellement pris de névropathies
et de perturbations d'entrailles, développées sous l'influence de la peur et
des émotions les plus déprimantes, se trouvaient dans les conditions les
plus favorables à l'invasion du fléau.

nécessitées par les intempéries de la saison), offre des chances de succès non moins favorables que dans la saison normale.

En général, la période qui s'étend depuis la moitié du mois de juin jusqu'à la seconde quinzaine du mois de septembre se fait remarquer par la constance du beau temps et l'uniformité de la température; c'est l'époque de l'affluence. Avant et après cette période on observe quelques intempéries, des changements même assez brusques dans la température, des matinées quelquefois très froides; mais ces phénomènes météorologiques n'offrent pas des inconvénients sérieux et surtout ne constituent pas des contre-indications à la cure, parce qu'on peut en atténuer l'influence par l'usage des vêtements chauds et parce qu'il n'y a pas nécessité à prendre son bain à une heure très matinale et à boire son eau à la pointe du jour.

CHAPITRE III.

Indication des Sources de Molitg-les-Bains.

Anglada signale quatre sources thermales dépendantes des Thermes anciens, dits bains Llupia, qu'il distingue entre elles par les nos 1, 2, 3, 4; s'occupant ensuite de celles conduites aux baignoires que Mamet avait fait disposer, il dit qu'il avait pu en compter jusqu'à onze, disséminées sur une surface de peu d'étendue, se faisant jour à travers les fentes d'un même rocher.

Depuis la publication du traité d'Anglada, les travaux d'exploration effectués dans les trois Établissements de Molitg ayant modifié le nombre des sources, il convient de les distinguer en sources de l'établissement Llupia, sources de l'établissement Massia, sources de l'établissement Barrère, sources en dehors des Thermes.

SOURCES DE L'ÉTABLISSEMENT LLUPIA.

Source N° 1. — C'est la source principale de Molitg, la seule anciennement employée pour le bain commun, celle dont les propriétés médicinales ont fait la réputation des eaux de Molitg.

Elle jaillit au fond d'un puits rectangulaire de 1^m 16 de profondeur sur 0^m 52 et 0^m 33 de côté; au sommet de ce puits, elle débouche dans un bassin, également rectangulaire, qui sert de réservoir.

En 1818 la température de cette source fut trouvée par Anglada à 37° 75 au point où elle débouche dans le bassin. En 1841, M. Bouis, professeur de chimie à Perpignan, qui fit une nouvelle étude sur les eaux de Molitg, la trouva à 38° à sa chute dans la baignoire n° 5; elle marquait 37° 875 pendant que le bassin était vide; en opérant avec le bassin plein, la perte de température est un peu plus forte : Anglada la porte à 0,5 de degré. Suivant M. Bouis, la légère différence qui existe entre son expérimentation et celle d'Anglada ne saurait être attribuée qu'aux thermomètres employés.

Mais les résultats des procédés employés par ces deux chimistes pour déterminer le volume de cette source, offrent une différence bien plus notable. Tandis qu'Anglada avait trouvé 78 litres 12 par minute, M. Bouis ne jaugeait que 51 litres dans le même espace de temps. Ici l'erreur provient de ce qu'Anglada fut obligé de recourir à des procédés défectueux et d'une exécution difficile. L'évaluation de M. Bouis nous paraît mériter toute confiance.

Les bornes de cette notice ne me permettant pas de passer en revue toutes les qualités de cette source, qui ont été d'ailleurs si bien étudiées par Anglada et si parfaitement exposées dans son traité des eaux minérales, je ne ferai que signaler ici les trois propriétés qu'elle possède à un haut degré, et qui expliquent la spécialité d'action dont elle jouit dans le genre d'affections pour lesquelles elle est plus particulièrement utilisée.

Ces propriétés sont : l'onctuosité, la persistance du caractère sulfureux, la sursaturation gazeuse.

Onctuosité. — Les eaux sulfureuses naturelles des Pyrénées ont la propriété, plus ou moins développée, d'être douces et onctueuses à la peau. Celle du bassin Llupia en jouit avec une forte intensité. Carrère, page 41, dit : « La douce température de cette eau employée en bains lui mérite à juste titre le nom de bains de délices. »

Anglada, tome I, page 259, s'exprime ainsi : « Ces eaux produisent sur le corps des baigneurs une impression d'onctuosité comme savonneuse qui est très agréable. La peau est douce et glisse sous la main comme si elle était ointe d'une substance huileuse. C'est ce genre d'impression qui a surtout contribué à faire donner à ces bains la qualification de bains de délices. »

On a prétendu que l'onctuosité de la plupart des eaux sulfureuses était due à la présence de la barégine ou glairine qu'elles contiennent. Sans contester à la barégine

sa part d'influence dans cette propriété, le professeur
Bouis explique surtout la production de ce phénomène
par l'intervention de certains éléments minéralisateurs
en dissolution dans les eaux, et l'argumentation à l'appui
de sa manière de voir me paraît aussi ingénieuse que
concluante. « Cette opinion, dit-il, semble devoir se
déduire de ce que des sources aussi glaireuses avec des
réactions aussi alcalines et plus sulfureuses que celles
de Molitg, au moment où elles jaillissent, ont cependant,
lorsqu'elles sont utilisées en bains, une sensation onctueuse moins développée que cette dernière. Il faut donc
admettre jusqu'à ce que de nouvelles observations aient
mieux donné l'explication de ce phénomène, que la supériorité d'onctuosité de l'eau Llupia sur d'autres eaux
aussi glairineuses, aussi alcalines, plus sulfureuses à leur
sortie du roc, tient à ce que la température de l'eau
Llupia permet de l'employer immédiatement avec tous
les caractères minéralisateurs sulfureux, tandis que les
autres eaux s'emploient après un refroidissement opéré
dans des conditions qui ont modifié leur sulfuration et
fait diminuer également leurs réactions alcalines. Il est
de fait que les eaux sulfureuses basiques perdent graduellement cette dernière propriété, à mesure qu'elles dimi-
nuent de sulfuration, en se refroidissant : lorsqu'elles ont
perdu tout leur caractère sulfureux elles restent encore
alcalines, mais à un degré infiniment moindre que primitivement. On doit donc faire concourir à la production de
la propriété onctueuse des eaux sulfureuses, la proportion
de sulfure alcalin qu'elles possèdent au moment de leur
emploi; celui déjà transformé en hypo-sulfite ou sulfate,
ne peut plus contribuer à leur faculté de saponification
de la peau. »

Persistance dans le caractère sulfureux. — Les observations de Carrère et d'Anglada père, que j'ai citées au commencement de cette notice, démontrent avec quelle persévérance l'eau de Molitg, introduite dans des bouteilles bien conditionnées, conserve son caractère sulfureux. Les expériences faites par Anglada, page 289, prouvent qu'il faut vingt-quatre heures d'exposition à l'air pour faire perdre à cette eau ses réactions sulfureuses. Le professeur Bouis, en opérant dans des circonstances qui ne devaient pas être identiques, a trouvé encore des réactions sulfureuses à la même eau après trente heures d'exposition à l'air. Voici de quelle manière il s'énonce : « Les sulfureuses perdent toutes à l'air ce caractère. La désulfuration est plus ou moins rapide avec les eaux des diverses localités, et, pour la même cause, elle peut beaucoup varier selon diverses circonstances particulières, comme étendue de surface, forme des vases, grandeur d'ouverture, aérification facile. La température exerce surtout de l'influence sur le décroissement de ce phénomène; généralement les eaux les plus chaudes sont les plus rapidement altérées, ou bien de deux eaux également sulfureuses, ramenées à une température moindre et semblable, dans des circonstances identiques, la plus élevée en température sera celle qui aura plus perdu de son énergie sulfureuse. On conçoit que dans une eau très chaude, l'excès de calorique soit une cause d'altération plus facile par l'air; mais entre eaux également chaudes, et contenant les mêmes principes minéralisateurs, à quoi attribuer cette altération plus ou moins rapide de l'élément sulfureux? Il est encore assez difficile de répondre d'une manière satisfaisante à cette question; voici néanmoins une expli-

cation que nous croyons pouvoir émettre. Les eaux sulfureuses, à leur naissance, tiennent toutes en dissolution
de l'oxygène et de l'azote, en proportions variables :
celles qui renferment le plus d'oxygène sont celles qui
possèdent déjà en elles le germe d'une prompte désulfuration ; d'autres avec moins d'oxygène contiennent une
grande proportion d'azote qui les sature, et entrave, on
peut dire, l'action désulfurante de l'oxygène de l'air
atmosphérique. Dans un instant nous allons voir que
l'eau Llupia est en effet sursaturée de gaz-azote. A cette
cause qui consiste à reconnaître que les eaux sulfureuses,
en jaillissant, peuvent tenir en dissolution plus ou moins
d'oxygène et d'azote, qui activent ou ralentissent l'oxygénation de leur soufre, nous devons ajouter la proportion
de base de sulfure qui interviendra dans le nombre des
forces chimiques concourant à l'oxygénation. Un sulfhy-
drate de sulfure s'oxigènera moins rapidement en totalité
qu'un sulfure neutre, dont tout le soufre est prédisposé à
s'acidifier par le concours de la base avec laquelle il est
en présence. »

Sursaturation gazeuse. — Les expériences d'Anglada
ne laissent aucun doute sur la nature particulière de ce
gaz. Il dit, page 282 : « Dans tous les cas, le gaz essayé
se comportait comme étant de l'azote pur, éteignant sans
s'enflammer une bougie allumée, n'étant absorbable ni
par l'ammoniaque ni par l'eau de chaux, n'imprimant
aucun changement à l'acétate de plomb, et ne produi-
sant avec le gaz oxide nitrique aucun vestige de ruti-
lance. » Anglada se demande comment il se fait que la
manifestation et l'adhérence de ce gaz à la surface du
corps ne se soit fait remarquer qu'aux eaux de Molitg.

Dans ses Mémoires, t. II, p. 145, il s'exprime ainsi :
« Dès que le baigneur est plongé au milieu de ces eaux
limpides, si douces, si onctueuses, si agréables, il ne
tarde pas à voir la surface du corps se tapisser d'une
infinité de petites bulles gazeuses. Il m'était facile de
recueillir ce gaz dont les bulles adhéraient à la surface
du corps, de vérifier même avec quel degré de prompti-
tude elles se produisaient »

Et plus loin : « Si je n'ai pas observé ce phénomène
auprès d'autres eaux, c'est qu'à Molitg, la chute rapide
de l'eau dans les baignoires, sous forme de gerbes épar-
pillées, favorise l'introduction d'une grande quantité d'air
dans l'eau. »

Ainsi, d'après Anglada, la cause de la sursaturation
gazeuse de la source Llupia proviendrait de son aérification à sa chute dans les baignoires ; mais cette manière
de voir n'est pas exacte, et ne saurait soutenir un examen
rigoureux. Et d'abord, l'eau qu'on puise à la source donne
lieu à une production de bulles non moins nombreuses
que l'eau des baignoires. De plus, il existe d'autres sources sulfureuses qui sont soumises à une aérification plus
puissante que celles des Thermes Llupia, sans qu'on
puisse y constater la réunion de bulles de gaz-azote sur
le corps du baigneur. Donc la production de ce phénomène n'est pas la conséquence du contact de l'air atmosphérique et de l'eau sulfureuse à sa sortie du rocher.

Le professeur Bouis interprète le fait de la manière
suivante : « Cette sursaturation d'azote doit avoir lieu à
une profondeur indéterminée dans la terre, sous l'influence d'une forte pression qui force la dissolution des
éléments de l'air, comme nous l'opérons par des moyens
mécaniques sur l'eau que nous chargeons, par exemple,

d'acide carbonique. L'oxygène dissous sert en majeure partie à acidifier le sulfure, et l'azote reste dissous, jusqu'à ce qu'un excès puisse se dégager lorsque la pression vient à cesser. Quoique le dégagement d'azote soit à peu près continu au sommet du puisart, il reste toujours cette portion qui s'isole plus lentement par l'agitation ou par le contact d'un corps solide plongé dans l'eau. Nous ne pouvons mieux comparer la réunion de ces bulles sur le corps plongé dans l'eau n° 1 qu'à ce développement de bulles à la surface d'un corps solide plongé dans un liquide mousseux, qui a cessé de bouillonner après une courte exposition à l'air. L'exemple le plus simple est celui du vin de Champagne ou de l'eau de Seltz, qui ne paraissent plus chargés de gaz, et qui cependant en fournissent encore, soit par l'agitation, soit en plongeant un corps solide dont la surface se tapisse de bulles. »

Analyse des sources de l'Établissement Llupia, par le professeur Bouis [1].

La généralité des chimistes portent actuellement le composé sulfureux à l'état de sulfure de sodium, au lieu de l'indiquer à l'état d'hydro-sulfate. En faisant ce changement à l'analyse de l'eau Llupia, publiée par Anglada, et si nous en diminuons l'acide carbonique moins les

[1] Il est à présumer que les eaux de Molitg recèlent d'autres éléments que ceux qui sont signalés dans les analyses précédentes, et que de nouvelles études faites sur les lieux mettraient en évidence la présence de l'arsenic, sinon du brome, dans des proportions plus ou moins sensibles. Ce qu'il y a de positif, c'est qu'il résulte des recherches d'un pharmacien de Prades, M. Ferrer, que les sources des trois établissements contiennent de l'iode, en quantité non encore déterminée.

sept c. c. évalués directement avant l'action de l'air et supposés unis à la soude, on a :

Glairine	0,0073
Sulfure de sodium	0,0146
Carbonate de soude	0,0335
Soude	0,0222
Potasse	0,0081
Sulfate de soude	0,0111
Chlorure de sodium	0,0168
Silice	0,0411
Sulfate de chaux	0,0023
Chaux	0,0013
Magnésie	0,0001
Perte	0,0030

Rapports du principe sulfureux déterminés d'après la méthode de M. Dupasquier :

(EAU LLUPIA N° 1.)

Prise dans le puisart, au fond du réservoir	74°
Puisée à la surface du réservoir plein	69°
Après 18 heures d'exposition à l'air	22°

En retranchant 14° dans chacune de ces circonstances on a :

Eau à sa source 60° iodiques, égal 0,018660 sulfure de sodium.
A la surface du réservoir 55°, — 0,017105
Après 18 heures d'aérification 8°, — 0,002488.

SOURCE N° 2. — Nous avons trouvé sa température à 35° 625; elle est à 35° dans le *Traité des Eaux miné-rales des Pyrénées-Orientales;* elle a le goût sulfureux, la réaction alcaline du n° 1, mais elle agit avec moins d'intensité sur les sels de plomb et d'argent. Sa composition est la même, sauf une moindre proportion de sulfure; elle a marqué 54º iodiques. En retranchant 14º, reste à 40º égal à 0,01244 sulfure de sodium.

Elle est employée seulement à la buvette, et l'excédant est conduit aux dix baignoires qui font suite à celles de l'Établissement primitif, alimentées seulement par le nº 1.

Source Nº 3 (Anglada, page 256).— Cette source peu abondante a disparu à la suite d'excavations profondes, pratiquées sur des points inférieurs peu éloignés.

Source Nº 4. — Elle a été rangée par Anglada dans la classe des thermales simples. M. Bouis, qui l'a analysée vingt-deux ans après, a reconnu à cette source des caractères décidément sulfureux. Sa température est de 56º,25. A trois mètres du point où elle naissait, elle marquait 55º iodiques; en les réduisant à 41º, égal 0,012751 sulfure de sodium.

SOURCES DE L'ÉTABLISSEMENT MASSIA.

Onze sources disséminées sur une surface de peu d'étendue, et se faisant jour à travers les fentes d'un même rocher, alimentaient les sept baignoires et le cabinet à douche que Mamet avait fait construire à l'époque où ces thermes furent le sujet des explorations d'Anglada. Malgré leur extrême rapprochement, il trouva à peine deux de ces sources d'eau qui offrissent une même température: celles-ci variaient depuis 29º,375 jusqu'à 56º,55; réunies dans le réservoir elles offraient une chaleur de 55º,75, qui était la résultante de celle de tous les filets réunis. Une analyse comparative avait fait reconnaître que ces

eaux, très décidément sulfureuses, l'étaient moins que la
source Llupia n° 1. Dès que M. Massia en fut devenu
propriétaire, il les soumit à des travaux d'exploration,
dont le premier résultat fut de détruire jusqu'aux fondations des bâtisses élevées par Mamet. La roche sur laquelle
apparaissaient ces onze sources, fut coupée, taillée à pic,
et on parvint ainsi à réunir toutes ces eaux en deux
sources jaillissant à un niveau plus inférieur que précédemment. L'une d'elles naît au pied de la roche, le
long d'une large fente horizontale qui peut avoir 3 mètres
de long. La seconde jaillit à 3 mètres 50 centimètres plus
haut et à 5 mètres à l'est. Entre le pied de cette roche
et la rivière Castellane, éloignée de 15 mètres et à un
niveau inférieur de 4 mètres environ, a été élevé le nouvel
établissement, désigné Établissement Massia, pour le distinguer des deux autres.

La position de cet établissement, au pied d'une roche
taillée perpendiculairement, ne le fait découvrir complétement qu'en descendant sur les bords de la rivière.
Cette coupure du terrain fait que le second étage est
presque de niveau avec la place, devant les Thermes
Llupia. Aussi un petit pont, jeté sur l'espace qui isole
l'établissement de la roche d'où naissent les sources, y
fait aborder directement aux appartements du second
étage, sans être obligé de suivre le chemin extérieur qui
aboutit au corridor des baignoires.

Les deux sources sont à une vingtaine de mètres de
la source Llupia n° 1, et à un niveau inférieur de 10 à
12 mètres.

Celle qui naît au pied de la roche jaillit dans un grand
bassin voûté, qui sert de réservoir, où l'on peut pénétrer
par une ouverture carrée de 30 centimètres de côté,

pratiquée à la partie supérieure. Cette ouverture est habituellement bien fermée, et lorsque le bassin est rempli l'excédant des eaux s'écoule par un déversoir débouchant à l'ouest, en dehors de l'établissement, à côté de la porte de sortie vers la rivière. Le tuyau de conduite qui amène ces eaux dans les baignoires, débouche au fond du bassin, de manière à ce que l'air ne puisse y pénétrer, et à l'extrémité de ses ramifications il est terminé par des robinets.

Un robinet pour buvette, placé au centre des thermes, est alimenté par l'eau du réservoir. L'emploi presque général de cette eau en bains la fait distinguer par le nom de Source des Baignoires.

La seconde source, qui naît à 3 mètres 50 centimètres plus haut et à 5 mètres à l'est, jaillit également dans le fond d'un bassin rectangulaire d'où l'eau s'échappe par une ouverture pratiquée à 0^m,53 de hauteur. Ce bassin est couvert en dalles; il est placé entre le mur extérieur de l'établissement et contre la roche, sous le pont qui communique des appartements supérieurs au plateau devant les Thermes Llupia. L'élévation de cette source la faisant plus spécialement utiliser pour alimenter les douches, elle est désignée : Source des Douches. Elle s'écoule au-dehors de l'établissement par la face qui longe la rivière.

Analyse des Sources de l'Établissement Massia par le professeur Bouis.

SOURCE DES BAIGNOIRES.

L'eau en est parfaitement limpide et incolore; nous n'avons pas reconnu que cette limpidité fût altérée par son exposition à l'air; sa densité, comparée à celle de l'eau distillée, à température égale, ne présente pas de différences bien appréciables; elle varie en plus de un à deux dix millièmes. La moyenne de plusieurs essais pour évaluer son volume, à sa sortie hors de l'établissement, a été de 45 litres à la minute. Sa température, à la partie supérieure du bassin, a été de 37°,5. Cette température, reconnue ensuite au bouillon de la source, dans le fond du bassin, à été de 37°,8, que nous indiquerons comme le vrai degré de thermalité. A la chute dans les baignoires elle marquait 37°,1. Son odeur est peu développée, sa saveur est celle des sulfureuses alcalines, avec arrière-goût salé qui n'a rien de désagréable. Un dégagement inter-mittent de bulles de gaz-azote se manifeste au bouillon de la source. Les dépôts glairineux ne peuvent se produire dans l'intérieur du bassin, presque toujours rempli; mais le sédiment blanc se manifeste dès que les eaux arrivent à l'extrémité des conduits qui les portent hors de l'éta-blissement. Ici, comme avec toutes les autres sources de Molitg, ces sédiments extérieurs sont originairement blancs.

L'action onctueuse de cette eau sur la peau est bien développée, en restant plongé dans le bain; nous devons cependant reconnaître que cette propriété est plus sensible avec l'eau Llupia n° 1. Elle ne dépose pas aussi sur le corps, comme cette dernière, cette multitude de petites bulles gazeuses qui la caractérisent, quoique dès sa sortie du sol elle soit dans des conditions d'aérification analo-gues à celles de l'eau Llupia.

Réunion des résultats analytiques pour 1 litre d'eau :

Sulfure de sodium............ ...	0,01425
Carbonate de soude...........	0,00480
Soude........................	0,04100
Silice.......................	0,04700
Sulfate de soude.............	0,01500
Chlorure de sodium...........	0,01400
Chaux,	
Magnésie,	0,00300
Sulfate de chaux,	
Matière azotée...............	0,02100

L'essai par l'iode sur cette même eau a fourni les résultats suivants :

Eau au bouillon de la source................	72°
Eau à la surface du bassin.................	67°
Eau après dix-huit heures d'exposition à l'air..	14°

En déduisant 14° des deux premières évaluations nous aurons :

Eau puisée au bouillon 58°, égal 0,018038 sulfure de sodium.
Eau à la surface du bassin 53°, — 0,016483 —

SOURCE DES DOUCHES.

Elle sort de la fente d'un roc, dans le fond d'un bassin rectangulaire, parallèle au mur de l'établissement, faisant face aux Thermes Llupia.

De ce bassin, l'eau tombe directement dans les tubes à douche par un très court trajet. L'eau qui n'est pas employée en douches peut alimenter deux baignoires, placées vis-à-vis, sur l'autre côté de l'établissement.

Ses caractères physiques sont semblables à ceux de l'eau de la source des baignoires; son volume est de 20 litres à la minute; sa température à la surface dans le bassin est de 36°,2. Avant dix-huit heures elle a perdu toute trace de caractère sulfureux.

Les propriétés chimiques et physiques étant analogues à celles de l'eau de la source des baignoires, nous n'avons cherché à évaluer quantitativement que leurs rapports de sulfuration. Un litre a marqué 68° iodiques; en déduisant 14°, reste 54° iode, égal 0,016794 de sodium.

SOURCE DE L'ÉTABLISSEMENT BARRÈRE.

Cette source n'a pas encore été analysée. Elle a les caractères physiques de la Source Llupia n° 1, moins la température, qui n'est que de 25° C.

SOURCES EN DEHORS DES ÉTABLISSEMENTS.

Outre les sources du sieur Coupes, qu'Anglada a étudiées et qu'il a trouvées quant à la qualité analogues au n° 1 Llupia, il en existe trois autres qui ont été l'objet des investigations du professeur Bouis. Elles sont distinguées, à cause de leur position, par les noms de Source Paracols, Source Castellane, Source Riell.

SOURCE PARACOLS. — Elle est en face des ruines du château qui couvre le roc en pain de sucre, sur la rive droite de la rivière. Elle sort du pied d'une masse granitique, à 15 mètres à l'est des Thermes Massia, et à un niveau inférieur de 8 mètres du plateau de ces thermes; sa température est à 29°,375.

C'est une eau sulfureuse, en partie désulfurée, qui marque encore 32° degrés iodiques; en les réduisant à 18°, sa proportion de sulfure de sodium, calculée d'après ce nombre, est de 0,005598 par litre.

SOURCE CASTELLANE. — Elle paraît à 12 mètres à l'est de la Source Paracols, en remontant la rive gauche de la rivière. Ses caractères physiques sont ceux des autres sulfureuses des environs. Son odeur et sa saveur sulfureuses sont bien développées. Elle verdit le sirop de violettes avec moins d'intensité que les sources Llupia, tandis que ses réactions sur les sels de plomb et d'argent sont prononcées. Elle prend une nuance jaune sensible avec l'acide sulfurique et l'acide arsénieux. Après dix-huit heures d'exposition à l'air, elle jouissait encore des réactions sulfureuses; elle avait alors 34° iodiques. Nous l'avons trouvée, en cela, semblable aux Eaux-Bonnes, qui sont très sulfureuses, avec peu d'alcalinité, et qui conservent longtemps leur caractère sulfureux.

L'eau Castellane a marqué 64° iodiques; en déduisant 14°, reste 50°, qui équivalent à 0,01555 sulfure de sodium.

SOURCE RIELL. — A 6 mètres plus à l'est de la Source Castellane, au confluent de cette rivière avec le Riell, paraît cette source, disposée convenablement pour y apercevoir un dégagement de gaz-azote. Elle a le goût et l'odeur des sulfureuses; sa température était à 21°,875.

Elle a marqué 52° iodiques; en réduisant à 38° nous aurons, comme équivalent, 0,011818 sulfure de sodium.

CHAPITRE IV.

Propriétés physiques et physiologiques de l'Eau de Molitg.

L'eau thermale de Molitg est incolore, transparente, et ne se trouble pas sensiblement à l'air, même à la suite d'un repos assez longtemps prolongé. Son odeur, comme celle qui est propre aux hydro-sulfates humides placées au contact de l'air, est celle des œufs durcis pendant qu'ils sont encore chauds. Sa saveur, très légèrement saline, avec arrière-goût douceâtre, paraît se confondre exactement, à l'intensité près, avec celle du blanc d'œuf récemment cuit; généralement elle est prise sans difficulté, et n'est trouvée désagréable que par les personnes douées d'une délicatesse de goût sensiblement exagérée. (ANGLADA.)

Son action sur les organes de la digestion. — Prise à dose modérée (de trois à cinq verres par jour) et bue de préférence dans la matinée, l'eau de Molitg est parfaitement tolérée. Son absorption par les vaisseaux de l'estomac, d'où elle passe dans le torrent circulatoire de la veine porte, s'opère généralement avec la plus grande rapidité. Sous l'influence de ce liquide, l'appétit s'accroît et se régularise, la digestion devient plus active; certaines affections nerveuses et les désordres digestifs résultant d'une hypérimie veineuse de la muqueuse gastrique ne tardent pas à s'amoindrir.

Un résultat constant de l'expérience, c'est que l'absorption facile et rapide de l'eau thermale est une condition indispensable de ses bons effets. Si, par suite d'un embarras gastrique, d'une faiblesse prononcée de la digestion, de certaines nuances de gastrite, la résorption de l'eau ne s'opère pas ou ne s'opère qu'avec lenteur et difficulté, il survient du malaise, de la céphalalgie, des renvois de gaz-hydrogène sulfuré, un sentiment de plénitude et d'oppression à l'épigastre, quelquefois des vomissements, plus rarement la pyrosis, etc., d'où résulte, dans ces conjonctures, l'indication formelle de suspendre la médication thermale, et de recourir à un traitement approprié à chacun de ces états morbides.

Action sur les selles. — Dans toutes les circonstances où les voies digestives sont dans les conditions normales, les premiers temps de la médication thermale sont marqués par un certain degré de constipation, par des selles plus sèches, plus liées et rendues quelquefois avec beaucoup d'efforts et de difficulté; mais, en général, cet effet ne se prolonge guère. Le plus souvent, vers le milieu ou avant la fin du premier septenaire, les selles redeviennent moins rares, elles perdent de leur dureté, elles prennent parfois la consistance d'une bouillie épaisse, et cette fonction continue généralement de s'accomplir d'une façon régulière et facile pendant toute la durée de la médication thermale.

Un phénomène qui coïncide avec le retour de l'excrétion régulière des selles est le changement remarquable qui s'opère dans leur coloration, qui passe successivement d'une nuance légèrement brunâtre, à la couleur noire foncée, semblable à celle qu'on observe dans le mélæna.

Sa durée est variable : quelquefois il persévère pendant tout le temps de la cure; le plus souvent il disparaît vers la fin de la seconde semaine. Au reste, il est à noter que ce phénomène est loin d'offrir le cachet de généralité qui est particulier à celui qui a été signalé au paragraphe précédent; il paraît se rattacher principalement à cette nature de tempérament caractérisé par la prédominance du système biliaire, à la présence d'un certain degré d'engorgement du foie, d'une affection hémorrhoïdale, d'une trop grande plénitude de la veine porte. On l'a vu se produire notamment chez les personnes qui, pendant la durée de leur cure, ont fait du liquide minéral leur boisson habituelle, ou l'ont employé à une dose fort supérieure à celle dont on use généralement.

Action de l'eau sur le foie et sur la sécrétion de la bile. —Dans les cas d'augmentation de volume du foie par suite d'une accumulation de graisse ou d'une hypérimie de cet organe, si l'ingestion du liquide minéral est bien supportée et que son absorption s'opère avec la régularité convenable, on voit ce viscère revenir progressivement à ses proportions normales, lorsque le traitement thermal est convenablement dirigé et la cure prolongée pendant une période suffisante.

Sous l'empire des conditions ci-dessus relatées, l'eau de Molitg imprime un surcroît d'activité à la sécrétion de l'organe hépatique; de là sans doute l'excrétion facile et plus copieuse des fèces; de là probablement aussi le changement de leur coloration dans les circonstances précédemment spécifiées.

Action de l'eau sur les reins. — La propriété que pos-

sède l'eau de Molitg d'activer la sécrétion des reins est
bien constatée; toutefois cette vertu se développe à des
degrés plus ou moins prononcés suivant l'intervention
de certaines circonstances qu'il serait trop long d'énu-
mérer ici. En général, les urines excrétées sont d'autant
plus copieuses que le liquide a été ingéré en plus grande
quantité. Tantôt l'uropoïèse n'a lieu que dans la matinée,
tantôt elle se continue pendant le reste de la journée,
voire même pendant la durée de la nuit.

Action de l'eau sur les organes de la respiration. —
L'eau de Molitg exerce une influence des plus heureuses
sur la membrane muqueuse qui tapisse l'arrière-bouche
et le canal aérien, et l'efficacité dont elle jouit dans les
divers modes d'irritation dont elle est le siége et contre
lesquels elle a été administrée, prouve assez que dans
ces circonstances son mode d'agir est hyposthénisant en
même temps que sédatif.

Action de l'eau sur le système vasculaire. — On a repré-
senté d'une manière trop générale l'eau thermale sulfureuse comme un agent d'excitation fort énergique, et de
toutes les eaux minérales comme étant la plus propre à
réveiller ou à mettre en jeu l'éréthisme vasculaire. L'eau
de Molitg, si elle ne donne pas un démenti absolu à cette
proposition, se comporte, du moins, dans son mode
d'agir, de façon à montrer qu'il y a lieu de la circons-
crire à des proportions notablement restreintes. L'observation prouve, en effet, que ce n'est que dans des cas
exceptionnels, comme quand on a affaire à des sujets
éminemment nerveux et d'une irritabilité exagérée, quand
la médication thermale est vicieuse et empiriquement diri-

gée, quand elle est contre-indiquée par la présence d'une lésion de tissu en quelque point de la muqueuse digestive, qu'on voit se développer, à une époque plus ou moins rapprochée du début de la cure, des phénomènes d'excitation qui ont pour résultat la suppression momentanée, sinon l'abandon absolu de la médication thermale.

En dehors de ces circonstances, l'observation appliquée à l'examen du mode d'agir de l'eau minérale sur les fonctions de l'appareil cardiaco-vasculaire, donne lieu de constater les deux ordres de phénomènes suivants :

A. Indifférence de ces organes pour l'agent hydrominéral; nul changement appréciable pendant la durée de la cure dans l'acte fonctionnel qui leur est dévolu;

B. Au début du traitement, symptômes qui révèlent une excitation plus ou moins vive de l'organisme : sommeil agité, diminution de l'appétit, constipation, urines rares et chargées, pouls accéléré; mais ces phénomènes ne se prolongent guère au-delà de trois ou quatre jours, au bout desquels on voit se produire le ralentissement progressif, jusqu'au dessous du rhythme normal, des pulsations du cœur; une diminution correspondante dans la force et la fréquence du pouls; et ce phénomène a été observé même dans quelques cas où l'activité du pouls s'était élevée jusqu'au degré de l'état fébrile par suite d'une lésion de tissu de l'organe pulmonaire.

Aidée par un régime approprié, et aussi par d'autres agents thérapeutiques s'il y a lieu, l'eau de Molitg exerce une influence favorable sur diverses hémorrhagies, telles que l'épistaxis et l'hémoptysie, dérivant d'un état de pléthore, soit générale, soit locale; elle a fait cesser, pour un temps plus ou moins long, des crachements de sang provenant d'un ulcère grave de l'organe pulmonaire.

Les effusions sanguines résultant d'engorgements
hémorrhoïdaires s'atténuent sensiblement si elles ne
s'effacent d'une manière durable. Par contre, on a vu,
et toutefois dans des proportions bien moindres, des
suintements sanguins se produire, pendant la cure, à la
surface muqueuse rectale, chez des personnes souffrantes
de la poitrine qui, précédemment, avaient été sujettes à
des tumeurs hémorroïdales non suivies de flux sanguins.

Action de l'eau sur les vaisseaux résorbants. — De la
considération de ce fait que les engorgements lymphatiques qui compliquent les ulcères atoniques des jambes,
et les dartres flavescentes des vieillards siégeant aux
extrémités inférieures, que les taches hépatiques de la
face et des autres parties du tissu cutané, que les hyper-
trophies du derme et du tissu cellulaire sous-cutané qui
accompagnent certains autres genres de dermatoses,
s'amendent généralement ou s'effacent sous l'influence
du traitement hydro-minéral de Molitg, il est naturel
d'induire que les eaux de cette localité jouissent de la
propriété d'imprimer aux vaisseaux résorbants un surcroît
d'énergie et d'activité.

Action de l'eau sur le système nerveux. — Secondée par
les agents auxiliaires de l'hygiène ; administrée avec la réserve convenable et avec l'attention de modifier son emploi
suivant les circonstances étiologiques et les nuances de
sensibilité individuelle, l'eau de Molitg exerce l'influence
la plus favorable sur la plupart des affections rangées dans
la classe des névroses et des névralgies. Elle agit comme
un puissant sédatif dans les perturbations nerveuses dérivant d'une exaltation de la sensibilité, d'impressions mo-

rales, de passions vives, etc. Les personnes dont l'irritabilité nerveuse ne s'écarte pas des limites de l'état normal peuvent impunément, et pendant un très long temps, faire usage de cette eau, pour laquelle elles montrent l'indifférence la plus complète.

Actions sur la peau. — Le phénomène qui s'observe le plus généralement, c'est l'augmentation de la transpiration insensible, arrivant le plus souvent jusqu'à la moiteur. La sueur bien prononcée se manifeste sous l'influence d'un système balnéaire actif et de l'ingestion de l'eau minérale à des doses qui excèdent plus ou moins celles dont on use communément. Par suite de ce mouvement de l'énergie vitale du centre à la circonférence, on voit parfois apparaître des éruptions cutanées de formes diverses, et entr'autres des plaques dartreuses, qu'une médication irrationnelle ou d'autres circonstances avaient refoulées dans l'intérieur de l'organisme.

CHAPITRE V.

Propriétés médicinales des Eaux thermales de Molitg.

Employée primitivement contre les diverses affections du système dermoïde, les Eaux minérales de cette localité n'ont dû la vogue et la renommée qu'elles ont acquises qu'à l'action énergique et sûre qu'elles exercent sur ce genre de maladies. Leurs vertus anti-dartreuses et antipsoriques étaient hautement avouées, mais on leur déniait les autres aptitudes médicinales qui sont inhérentes à leur constitution.

Il était réservé aux recherches et aux progrès de la chimie moderne de faire justice de cette opinion préconçue; de démontrer que les eaux minérales de Molitg, se comportant vis-à-vis des réactifs à la façon de celles de Barèges, de Saint-Sauveur, etc., devaient être douées des mêmes attributions médicinales, et se prêter par conséquent aux mêmes indications curatives.

Il faut reconnaître que la vulgarisation croissante de ces déductions scientifiques n'a pas été sans influence pour infirmer un préjugé dont les moindres inconvénients consistent dans le préjudice qu'il porte aux intérêts matériels de l'Établissement. Elles ont été, d'ailleurs, pleinement confirmées par la pratique de divers médecins, notamment de feu le docteur Barrère, mon savant prédécesseur; et les malades, de plus en plus nombreux qui, depuis quelques années, viennent implorer, avec des succès divers, mais généralement remarquables, les secours de nos Thermes, pour des sciatiques rhumatismales et nerveuses; pour des rhumatismes chroniques, musculaires et fiévreux; pour des engorgements articulaires, des ophtalmies et autres symptômes dépendants de la diathèse strumeuse; pour des bronchites chroniques, etc., témoignent hautement de la valeur de ces Thermes et de leur efficacité dans d'autres genres de maladies que les dermatoses.

Il est de fait que depuis quelques années le cadre pathologique qui se produit à Molitg-les-Bains, dans chaque saison thermale, prend des proportions sensiblement croissantes. Toutefois il est vrai de dire que l'individualité morbide qui s'y montre toujours en relief, celle pour laquelle leur action bienfaisante est le plus généralement invoquée est, sans contredit, l'affection dartreuse.

Et par cette appellation générique, par le mot dartre ou herpès, j'entends cette modification particulière de l'organisme, ce vice radical de la constitution, appelé diathèse herpétique ou dartreuse, qui se révèle par des lésions élémentaires, le plus souvent développées sur la surface de la peau, telles que la vésicule, le furfur, la pustule, la squame, la papule, le tubercule, l'ulcère, la croûte, etc.;

Qui affecte le plus souvent, dans la succession de ses périodes, une marche lente et chronique, de telle sorte que sa durée varie de quelques semaines à des mois et même des années;

Qui, sauf quelques cas exceptionnels, marqués par une violence et une acuité exagérées de la poussée dartreuse, rarement s'accompagne, dans ses premières périodes, de réaction fébrile et d'autres perturbations fonctionnelles;

Qui se fait généralement remarquer par une tendance très grande de ses manifestations à s'accroître en surface, tantôt par l'extension naturelle de celles-ci et comme par un mouvement de reptation, tantôt par le développement de lésions nouvelles sur d'autres parties de l'organisme, lésions qui offrent le plus souvent cette particularité d'être disposées d'une manière symétrique, d'occuper simultanément les points correspondants des deux moitiés latérales du corps, comme les deux oreilles, les deux yeux, les deux mains, etc.;

Qui dans certains cas étend ses ravages au loin, envahit la surface presque entière du corps, imprime à la peau les plus hideux stigmates, la rend épaisse, dense et rugueuse, de façon à lui donner l'aspect de la peau de chagrin, ou bien l'amincit, la resserre et la réduit à un tel degré de ténuité qu'elle simule à s'y méprendre les ravages de la brûlure, la sillonne de fentes et d'horribles gerçures; la recouvre de croûtes dures, épaisses, raboteuses et semblables à l'écorce de certains arbres; la rend le siége d'ulcérations sordides et rebelles, d'une sécrétion d'humeurs purulentes ou ichoreuses, qui s'exhalent parfois avec une abondance telle que les linges et jusqu'aux vêtements des malades en sont littéralement imbibés; humeurs d'une odeur infecte et nauséabonde, qu'on ne saurait mieux comparer qu'à celle du bois pourri et vermoulu; altère la contexture et la couleur des poils, des ongles et des cheveux, dont elle finit par provoquer la chute;

Qui s'accompagne, dans la plupart de ses manifestations externes, d'un sentiment de cuisson, de prurit ou de démangeaison, qui varie suivant l'intensité des éruptions dartreuses, les progrès de leur développement, le tempérament et le degré de sensibilité des malades; démangeaison sujette à s'exaspérer ou à se reproduire, comme par accès, dans certaines saisons, à certaines heures de la journée, et à l'occasion de certaines influences excitatrices locales ou générales; limitée quelquefois dans une seule partie, et quelquefois aussi déterminant sur toutes les régions du système dermoïde d'intolérables souffrances. Et chose remarquable, alors que d'aussi affreuses douleurs se font ainsi ressentir sur la surface des téguments, rien d'anormal ne se révèle dans le reste de l'organisme, le calme règne dans les fonctions intérieures, toutes les sécrétions, hormis celle de l'exhalation cutanée, s'exécutent avec la plus parfaite

4

régularité. Il est même d'observation que les dartreux
ont, en général, un appétit quelquefois insatiable, et un
penchant très prononcé pour les jouissances sexuelles;

Qui ne circonscrit pas dans les diverses régions de
l'appareil tégumentaire le siége des lésions par lesquelles
cette diathèse manifeste son influence délétère. La diathèse
herpétique, quand une fois elle est établie, peut frapper
partout, peut sévir sur toutes les parties de l'économie;
il n'y a pas d'organe, pas de viscère qui soient à l'abri
de ses atteintes; mais après l'appareil tégumentaire, qui
est le siége le plus ordinaire de ses manifestations, celui
pour lequel la dartre affecte la prédilection la plus marquée est l'appareil des muqueuses, qui offre avec le premier une frappante analogie de structure. Les muqueuses
sont envahies, soit secondairement ou par propagation
d'une plaque herpétique de la peau, témoin ces phlegmasies ordinairement si rebelles du vagin, du col utérin,
de la membrane qui recouvre le gland et le prépuce, les
fissures eczémateuses de l'anus, l'ophtalmie eczémateuse
des enfants, etc.; soit primitivement, c'est-à-dire avant
l'apparition d'une poussée dartreuse quelconque sur la
surface de la peau, c'est ainsi que se produisent d'emblée
des affections de l'urètre, de la vessie et même des reins,
des gastrites, des gastralgies, des catarrhes pulmonaires,
des accidents asthmatiques, des angines granuleuses, etc.;
affections le plus souvent réfractaires aux moyens ordinaires de traitement, et qui ne sont avantageusement
modifiées qu'alors seulement que, par un diagnostic
heureux, on a pu démêler leur véritable nature, et
les combattre avec les agents médicamenteux que l'expérience signale comme les spécifiques de ce genre de
maladies;

Qui, dans ses progrès successifs (quand toutefois ils ne sont pas enrayés dans leur marche par une méthode de traitement appropriée), amène la détérioration de l'acte nutritif et les désordres les plus graves dans les organes des cavités splanchniques : amaigrissement très prononcé de tout le système, endolorissement du ventre, avec tuméfaction de la rate et du foie ; chez quelques malades, enflure des extrémités inférieures, et chez quelques autres, émaciation extrême des mêmes parties ; toux des plus opiniâtres, quelquefois quinteuse et suivie d'expectoration de matières muqueuses ou purulentes ; parfois sentiment d'oppression et d'anxiété dans la poitrine, tellement intense que le malade semble en danger d'être suffoqué ;

Qui est marquée, dans sa période ultime, par un ensemble de phénomènes indicateurs d'une infection générale de l'économie ; tous les tissus, toutes les humeurs semblent alors imprégnées de virus herpétique. Alors on observe des lésions organiques profondes de diverses glandes et de divers organes de premier ordre ; des obstructions des viscères abdominaux, qui ont contracté la dureté du squirre et qui désormais sont réfractaires à tous les moyens que l'art peut leur opposer ; des dégénérescences de nature vraiment cancéreuse de ces viscères ; des altérations particulières du système nerveux et de l'encéphale, pouvant se traduire par la manie ou par toute autre espèce de lésion mentale : désordres fonctionnels ou organiques qui peuvent coexister avec les manifestations extérieures de la dartre, ou bien être le résultat d'une répercussion herpétique cutanée survenue, soit spontanément, soit par l'action d'un traitement empiriquement dirigé. Alors on voit survenir des infiltrations générales du tissu cellulaire sous-dermique, dont les suites sont constamment funestes, ainsi que des épanchements inguérissables dans les séreuses de l'abdomen et de la poitrine. Alors se produisent ces desquamations générales de l'épiderme, sécrétées avec une abondance telle qu'on dirait la peau de ces dartreux totalement convertie en matière farineuse, desquamations furfuracées, qu'en ces malheureuses conjonctures on est tenu de considérer comme une sécrétion utile, comme un moyen naturel de dépuration salutaire, et qu'il faut par conséquent respecter, même quand on sait qu'une aussi grande déperdition doit aboutir fatalement à la consomption et à l'épuisement complet des forces du malade;

Qui peut coexister avec des dermatoses d'une espèce différente, avec des lésions vitales ou organiques internes, avec des affections de nature également diathésique et constituer ainsi des états complexes, dont les éléments respectifs ne sont que trop souvent bien difficiles à démêler. Et quoi de plus commun que de voir le virus syphilitique venir s'adjoindre à la dartre, à laquelle il communique généralement des caractères particuliers? Et pourtant personne n'ignore combien, dans certains cas de cette nature, il est difficile de poser le diagnostic avec la précision et la justesse désirables. Plus rarement les diathèses scorbutique et scrofuleuse se montrent les compagnes de la dartre, et cette association, souvent fâcheuse et quelquefois funeste, comporte encore une attention et une patience des plus grandes dans l'opération mentale d'analyse qui a pour objet de faire la part des symptômes propres à la maladie simple, et de ceux qui sont afférents aux maladies qui la compliquent. On sait d'ailleurs que dans la complication du scorbut avec la dartre, apanage ordinaire de la classe indigente, les extrémités inférieures sont les lieux où naissent et se développent les produits hybrides de cette dangereuse association. La peau de ces parties est colorée d'un rouge fauve; elle est parsemée de plaques bleuâtres plus ou moins nombreuses et de figures diverses; il s'y forme des incrustations tuberculeuses noirâtres ou cendrées, profondément adhérentes et comme enchassées à la surface du derme; et l'herpès dont ces parties sont affligées est ordinairement caractérisé par des écailles fines, luisantes et comme vernissées;... que l'association de la dartre avec la scrofule engendre le plus souvent des ulcères serpigineux ou rongeants, des zones ou des plaques diversement figurées, recouvertes de croûtes verdâtres, et relevées dans les bords par des végétations charnues; ces produits pathologiques peuvent se développer sur diverses parties de la surface tégumentaire; mais le visage est la région sur laquelle on les observe le plus communément; l'inflammation de la peau et sa coloration en rouge amaranthe sur les parties où ces lésions établissent leur siége, constituent encore un des phénomènes qui sont particuliers à la complication scrofulo-dartreuse;

Qui se signale par un caractère fugace et mobile, qui fait que ses manifestations peuvent disparaître spontanément, pour se reproduire après un temps plus ou moins long, soit aux lieux primitivement occupés, soit sur d'autres parties de l'organisme; c'est surtout l'herpès furfuracé qui présente ce phénomène d'inconstance et de variabilité, et bien que la dartre rongeante ait plus de fixité que les autres espèces, on la voit néanmoins s'effacer quelquefois pour se remontrer ultérieurement, plus tenace, plus vive, et parcourir alors en rampant une portion plus ou moins considérable de la surface tégumentaire ;

Qui partage avec les diathèses syphilitique et scrofuleuse le triste privilége d'être léguée aux enfants issus d'un père ou d'une mère contaminés par son funeste virus ; offrant encore de commun avec la maladie vénérienne, mais heureusement à un degré fort amoindri, de se transmettre par voie de contagion, sous l'ascendant de certaines conditions internes et organiques constituant ce qu'on appelle la prédisposition.

Depuis l'époque lointaine où j'ai commencé mon service médical à Molitg-les-Bains, je me suis trouvé naturellement en rapport, sinon avec la totalité, du moins avec la majeure partie des malades qui fréquentent la station, et par conséquent dans les conditions les plus favorables pour faire une étude spéciale aussi approfondie que possible sur les propriétés médicinales de ses eaux.

Or l'examen comparatif auquel j'ai dû me livrer auprès de tous les malades dartreux dont j'ai été appelé, depuis cette époque, à constater l'état et à diriger la cure thermale, entre les effets généralement opérés, chez cette catégorie de malades, par la médication hydro-minérale de Molitg-les-Bains d'une part, et de l'autre les effets produits par les méthodes ordinaires de traitement employées avant leur arrivée aux Thermes ; cet examen, logiquement apprécié dans l'ensemble de ses résultats, m'autorise à déclarer et à conclure :

1º Que les eaux thermales de Molitg-les-Bains constituent le moyen le plus puissant et le plus efficace que la thérapeutique puisse opposer à l'affection dartreuse ;

2º Que l'affection dartreuse légère ou d'une intensité modérée, et dégagée de toute complication, résiste rarement à l'action d'un premier traitement par les eaux, utilisées simultanément en bains et en boisson;

3º Que dans les cas d'affection dartreuse grave et invétérée, si un premier traitement par les eaux, convenablement administré, n'amène pas toujours la disparition de la maladie, elles n'en révèlent pas moins leur puissance et leur efficacité par un amendement sensible dans les symptômes de la maladie, par la diminution notable de ce sentiment d'ardeur et de prurit dévorant qui tourmente les malades : circonstance heureuse qui réveille dans leur esprit l'espoir d'une guérison définitive par l'intervention du même agent, repris dans des circonstances opportunes;

4º Que dans certains cas de lésions vitales et organiques, entretenues par une diathèse réputée dartreuse et sans manifestation à la peau, les eaux de Molitg agissent à l'instar d'une pierre de touche. Elles enrayent la marche de la maladie interne, tout en déterminant des éruptions de formes diverses sur la peau, et mettent ainsi en évidence la nature essentielle d'une affection qui avait été insaisissable par d'autres procédés;

5º Que dans l'affection dartreuse associée avec d'autres états morbides, les eaux de Molitg fournissent au médecin une arme précieuse pour combattre et annihiler l'un des éléments de la maladie composée, et par suite rendre la guérison de celle-ci plus sûre et plus facile;

6º Que la médication précitée se recommande par son innocuité autant que par son efficacité; d'où il suit qu'en la soumettant aux règles d'une bonne méthode, elle peut être employée avec les avantages les plus marqués dans toutes les variétés comme dans toutes les phases de l'affection dartreuse, sans faire craindre les inconvénients graves et même les accidents funestes qui sont quelquefois les suites de l'administration de quelques autres remèdes et notamment des préparations mercurielles;

7° Que pour assurer le succès du traitement, il est des cas où il importe de faire concourir successivement à la cure les eaux de deux thermes et quelquefois des trois;

8° Qu'en général, les Thermes Massia ne sont pas moins appropriés que les Thermes Llupia au traitement de l'affection dartreuse et de tous les autres états morbides reconnus aujourd'hui généralement tributaires des Eaux sulfureuses de Molitg;

9° Que les eaux des Thermes Barrère, bien que ne possédant pas l'action anti-dartreuse d'une manière aussi générale et au même degré que les précédentes, n'en constituent pas moins un remède d'une grande valeur dans tous les cas où la maladie de la peau se complique d'un éréthisme vasculaire ou nerveux très prononcé; dans certaines névropathies et quelques affections des organes sexuels de la femme; dans les circonstances où il convient de combattre d'urgence, sans interruption de la cure thermale, les conséquences d'une trop forte excitation produite par un système défectueux de médication thermale ou par d'autres causes accidentelles;

10° Que les eaux de Molitg-les-Bains, sagement administrées, sont parfaitement supportées dans toutes les affections de nature herpétique ou dartreuse, à quelque période de la maladie qu'elles soient employées, et quelle que soit la durée du traitement.

Ces corollaires, déduits de mes observations médicales aux Thermes de Molitg-les-Bains, confirment, d'un côté, les aperçus de la théorie qui, en partant des données fournies par la constitution des eaux, par la nature et la persistance de leurs ingrédients, leur mode d'assortiment et la modération de leur chaleur, avait reconnu *à priori* qu'elles devaient exercer une prééminence incontestable dans la cure des dartres et des maladies subordonnées à une affection dartreuse latente.

Ils sont conformes, d'autre part, aux résultats de la pratique de tous les médecins qui ont longtemps et attentivement expérimenté les sources minérales de la susdite localité. Et ici il y aurait naturellement lieu de faire ressortir les nombreux et honorables témoignages qu'il me serait facultatif de produire à ce sujet; mais eu égard aux limites restreintes de cette notice, je serai sobre de citations, et me bornerai, pour le moment, à mentionner le vénérable et longtemps regretté docteur Jean Massot, cet éminent praticien, le plus expérimenté de son temps, et partant le plus autorisé pour apprécier à leur juste valeur les propriétés thérapeutiques communes aux sources minérales du département, et la virtualité remarquable qui est un apanage spécialement dévolu à celles de Molitg-les-Bains. Dans ses notes, qui sont consignées dans le *Traité des Eaux minérales et des Établissements thermaux du département des Pyrénées-Orientales,* par le professeur Anglada, il dit : « Les Eaux de Molitg ont une très grande supériorité sur les autres eaux thermales du département dans les affections dartreuses, dans certaines gales qui ont résisté aux traitements ordinaires, etc. » — Le docteur Paul Massot, praticien consommé, aussi éclairé que consciencieux, auteur d'une Notice justement estimée sur les Eaux minérales de Molitg-les-Bains, dans laquelle il représente et proclame ces sources comme souveraines dans la cure des dartres, et comme n'ayant pas, sous ce rapport, de rivales parmi leurs congénères ; — le savant inspecteur des Eaux de La Malou-les-Bains (Hérault), docteur Privat, qui constate, dans un document qu'il a eu l'obligeance de m'adresser en 1863, que des malades de sa clientèle, qu'il a envoyés à Molitg-les-Bains pour des affections dartreuses, graves et persistantes, se sont parfaitement trouvés de l'usage des eaux sulfureuses de cette station. Il s'applaudit surtout de la guérison d'une maladie de même nature, réfractaire jusque-là aux médications le plus habilement instituées, opérée à la suite d'une seule cure thermale, chez une personne qui le touche de près, qui est l'objet de sa plus tendre affection.

ÉNONCÉ DES AUTRES MALADIES

POUR LESQUELLES LES EAUX DE MOLITG-LES-BAINS SONT INDIQUÉES.

I. — Affections de l'appareil digestif.
Constipation habituelle, irritations chroniques, névroses, dyspepsie chronique.

Dans le traitement de ces divers états morbides, les Eaux sulfureuses de Molitg n'en sont plus à devoir faire encore aujourd'hui leurs preuves ; à cet égard, la puissance de leurs vertus médicatrices est suffisamment mise en évidence par une expérience de bon nombre d'années.

Mais d'autre part l'expérience montre aussi que, pour obtenir de l'usage de ces eaux les avantages qu'on est en droit d'en attendre, il faut qu'elles soient administrées avec réserve, qu'il soit constamment tenu un compte sévère des circonstances étiologiques, et que leur emploi soit modifié suivant les exigences de chaque cas individuel.

Ainsi dans la constipation habituelle, lorsqu'elle est le résultat d'une hypérémie abdominale, avec diminution de l'action sécrétoire de la muqueuse digestive, bains tempérés, boisson d'eau minérale à doses modérées et coupée avec un liquide adoucissant, soit seulement au début de la cure, soit pendant toute sa durée. Lorsqu'elle tient au défaut d'innervation du plan musculaire des intestins, et à l'asthénie de la muqueuse, bains à température plus élevée, boisson d'eau minérale sans mélange et à plus fortes doses.

Dans les irritations chroniques des voies digestives consécutives à une gastro-entérite aiguë, bains à température assez élevée, pour opérer une utile révulsion sur le tissu cutané, boissons adoucissantes, rarement usage interne de l'eau minérale.

Dans les affections nerveuses des voies digestives qui se présentent avec les phénomènes suivants : douleur vive, quelquefois pungitive, avec sensation d'ardeur au creux de l'estomac, se manifestant tantôt par périodes irrégulières et sans cause appréciable, et tantôt peu après le repas, douleurs d'entrailles, soulagées ou non exaspérées par la pression ; digestions lentes, accompagnées de malaise, de renvois, de flatuosités ; état habituel de constipation et parfois diarrhée ; comme phénomènes sympathiques ou secondaires, douleur et lourdeur de tête, brisement des forces, tristesse, irritabilité excessive. Dans ces cas l'emploi des bains produit toujours les effets les plus avantageux; mais il faut être circonspect, ou plutôt ne procéder que par voie de tâtonnement dans l'usage intérieur de l'eau sulfureuse qui, le plus souvent, sera utilement associée à un sirop adoucisssant ou antispasmodique.

Dans la dyspepsie chronique, avec dépravation des forces digestives, flatulences, aigreurs d'estomac, etc., prescrire des bains généraux, et préluder à l'usage interne de l'eau minérale par une médication préparatoire, dans laquelle il pourra être le plus souvent fort utile de faire intervenir la magnésie décarbonatée.

II. — Affections des organes génito-urinaires.

Leucorrhée ou fluours blanches, — aménorrhée, — dysménorrhée, — chutes, — déviations, — engorgements et ulcères de l'utérus, — catarrhe vésical, — blennorrhée.

Leucorrhée. — Cette infirmité, qui, bien que peu dangereuse en elle-même, entraîne des incommodités et des souffrances si pénibles et quelquefois à peine tolérables, est avantageusement traitée par les eaux sulfureuses de Molitg; mais à des degrés divers et avec des chances d'une guérison plus ou moins rapide, suivant la nature de la cause qui lui a donné naissance.

Quand la leucorrhée est essentielle, que l'écoulement purement muqueux, d'un blanc jaunâtre, est indépendant d'une lésion quelconque du vagin ou de l'utérus, en un mot lorsqu'elle ne consiste que dans l'hypersécrétion de la muqueuse vaginale, la guérison s'opère ordinairement sur place, à l'aide d'une médication de quinze à vingt jours, composée des bains frais de l'Etablissement Barrère, de boisson minérale, d'injections ou de douches vaginales avec le même liquide.

Quand cet écoulement est le symptôme d'une vaginite ou d'un engorgement chronique du corps ou du col de la matrice, avec érosions ou granulations, le même traitement, moins les douches vaginales, produit encore des résultats très favorables, mais en général moins immédiats.

Quand la leucorrhée s'est produite consécutivement à une attaque de rhumatisme aigu ou qu'elle est liée à une affection dartreuse préexistante, les effets de l'eau sulfureuse n'en sont pas moins prononcés, mais l'indication commande, en cette occurrence, de recourir à la source des Thermes Massia dite *des Douches,* qui sera utilisée simultanément en douches et en bains.

Les ulcères chroniques du col de la matrice non encore carcinomateux sont avantageusement modifiés par l'usage interne et externe de la même source; mais, en général, dans ce cas il n'y a guère lieu de compter sur un succès durable qu'autant que la malade se sera soumise, au préalable, à un traitement préparatoire et aux procédés chirurgicaux préconisés contre cette forme de lésion.

L'engorgement indolent du col de l'utérus qui persiste après la disparition des symptômes inflammatoires, est avantageusement combattu par l'eau de l'Établissement Barrère, employée en boisson, bains et injections, celles-ci pratiquées de façon à éviter un ébranlement trop fort de l'organe malade.

La métrorragie qui se présente avec des phénomènes se rapprochant de ceux d'une hémorragie passive, c'est-à-dire avec une sensibilité fort modérée de l'utérus, avec réaction fébrile nulle ou peu intense, et qui fournit un sang pâle et appauvri, est traitée avec un égal succès par la même médication.

L'aménorrhée, la dysménorrhée, la suppression accidentelle et récente du flux menstruel, les chutes et les déviations peu prononcées de l'utérus, trouvent leur guérison à Molitg-les-Bains, soit par l'usage exclusif du liquide minéral, soit par l'emploi simultané de cet agent et des moyens auxiliaires qui peuvent être indiqués dans certains cas.

Le catarrhe chronique de la vessie est sensiblement amendé par les eaux de l'Établissement Llupia, prises en bains et en boisson ; sa guérison s'opèrera pendant la durée de la médication thermale, s'il arrive que celle-ci rappelle à son siége primitif ou sur toute autre partie du système dermoïde une plaque dartreuse dont la rétrocession a été la cause prochaine de l'affection de la vessie. Le catarrhe vésical pourra s'amender encore sous l'influence du traitement, alors même qu'il résulte d'une altération organique grave, réputée même incurable.

III. — Chlorose et Anémie.

L'eau de Molitg ne guérit pas à elle seule la chlorose lorsque celle-ci est essentielle et ne reconnaît pour cause unique qu'un vice de la composition du sang ; mais elle assure sa guérison quand elle concourt au traitement simultanément avec les agents anti-chlorotiques proprement dits, qui jusque-là avaient été employés inutilement ou du moins sans succès appréciable. La chlorose trouve sa guérison à Molitg-les-Bains, tantôt par l'emploi exclusif du traitement thermal, tantôt par l'usage de l'eau minérale combinée avec les ferrugineux, quand cette affection est sous la dépendance de la diathèse herpétique ou d'une lésion des organes sexuels accessible à l'action de l'agent minéral.

Les anémiques, devenus tels par accident, comme par suite de maladies de longue durée, d'hémorragies considérables, de couches longues et pénibles, de jouissances sexuelles excessives, de contentions intellectuelles, d'émotions morales énervantes, voient leur état s'améliorer sous l'influence de la médication thermale de Molitg, combinée avec les analeptiques et les ferrugineux ; mais ici, il serait sans doute irrationnel de faire honneur de la guérison ou des bons résultats obtenus, à l'action exclusive du liquide minéral et des moyens pharmaceutiques qui leur ont été associés : il n'est que juste d'attribuer une bonne part de ces avantages aux conditions hygiéniques nouvelles dont les malades subissent l'influence, et surtout à l'air vivifiant qu'ils respirent, et qui est si propre à améliorer la nutrition, à relever l'énergie du système musculaire, à ramener à son type normal l'action du système nerveux.

IV. — Rhumatisme.

Les formes si diverses du rhumatisme, et cette modification particulière de l'organisme sous l'influence de laquelle ses attaques se reproduisent à des périodes plus ou moins rapprochées, sont avantageusement traitées par les eaux sulfureuses de Molitg-les-Bains. L'influence de cet agent se manifeste d'une façon aussi évidente dans la forme de la maladie qui s'accompagne du relâchement des tissus, que dans la forme qui existe avec l'état de contracture, dans le rhumatisme musculaire ou fibreux primitif, que dans celui qu'une fâcheuse métastase a refoulé dans les viscères.

Quand la maladie est de date récente et non encore dégagée d'un reste d'éréthisme vasculaire, que la sensibilité est encore vive et la susceptibilité nerveuse très développée, les bains doivent être administrés à une température douce et presque indifférente.

Quand le rhumatisme revêt la forme chronique, qu'il affecte des sujets robustes et peu impressionnables, il faut donner les bains à la température de 37° à 38°, ceux par conséquent qui sont les plus rapprochés de la Source n° 1 des Thermes Llupia. Toutefois, il me semble utile de déclarer que dans ces dernières conditions des cas isolés se sont rencontrés où la médication thermale de Molitg a pu, il est vrai, amender le mal et le réduire à de minimes proportions, mais a été insuffisante à mener à bonne fin une guérison qui a été complétée par une cure faite aux Eaux sulfureuses fortes de Vernet-les-Bains, immédiatement après la médication thermale de Molitg.

V. — Goutte.

On conçoit qu'une maladie dont les manifestations sont si variées ne saurait comporter un traitement toujours identique. On ne saurait signaler l'Eau de Molitg comme une panacée contre la goutte ; mais les faits cliniques prouvent qu'administrée à propos, avec les ménagements que conseillent une saine pratique, et secondée par un régime approprié, l'eau de Molitg agit très favorablement sur l'affection générale qui en produit les attaques et de manière à rendre celles-ci beaucoup plus faibles, moins fréquentes et moins durables. En communiquant un nouveau degré d'activité aux fonctions dépuratives, et notamment aux excrétions des reins et de la peau, l'eau de Molitg enraie le travail arthritique et favorise la résolution des engorgements articulaires et des concrétions tophacées que les fluxions antérieures ont produits sur ces parties. Des paralysies locales consécutives à des attaques de goutte fort vives, ont été sensiblement amendées par l'action résolutive de la douche de l'Établissement Massia, et la stimulation des bains rapprochés de la Source nº 1 des Thermes Llupia.

VI. — Maladies de poitrine. — Bronchite, Asthme, Phthisie pulmonaire.

Ces maladies, pour lesquelles, depuis quelques années seulement, les Eaux de Molitg sont assez communément invoquées, trouvent dans cette Station, sinon une guérison toujours assurée, du moins un soulagement plus ou moins rapide et les modifications les plus avantageuses; mais on comprend que c'est surtout dans cette nature d'affection que le résultat de la médication hydro-minérale est subordonné à la justesse de son application, que les mécomptes et même les revers peuvent être la conséquence d'un traitement dirigé sans méthode et suivant les procédés vulgaires de l'empirisme routinier.

· Les bronchites non invétérées, accompagnées de toux sèche, d'expectoration de mucosités filantes rendues avec efforts, d'état nerveux plus ou moins prononcé, d'un mouvement fébrile léger, s'amendent en général d'une manière assez rapide, et arrivent à leur guérison dans une période de deux à trois septenaires, à l'aide des bains tempérés et de l'usage interne de l'eau minérale coupée avec le lait, et au besoin édulcorée avec un sirop sédatif ou anti-spasmodique.

Les bronchites chroniques, à forme torpides, avec atonie de la muqueuse bronchique et sécrétion des matières puriformes abondantes, comme il arrive de les observer chez des personnes d'un certain âge habituellement affligées de pléthore abdominale, sont avantageusement traitées par les Eaux de Molitg, administrées en bains et en boisson, en vue d'activer les fonctions dépuratives et d'appeler sur le tissu cutané un mouvement excitateur révulsif propre à décomposer le mouvement fluxionnaire dont le poumon est le siége.

La prédisposition aux bronchites est notablement atténuée et quelquefois définitivement amortie par quelques cures successives aux mêmes eaux.

Convenablement administrées, elles sont d'un utile secours :

1° Dans les affections asthmatiques qui ne sont pas sous la dépendance d'une lésion organique, soit du cœur, soit des gros vaisseaux ;

2° Dans cette espèce de catarrhe pulmonaire, qu'on est convenu d'appeler phthisie muqueuse, et qui s'accompagne de fièvre hectique, de sueurs nocturnes, d'excrétions purulentes copieuses, de marasme, etc.

3° Dans la phthisie tuberculeuse, non quand elle est

fort avancée et parvenue à cette période fatale où les désordres de l'organe pulmonaire sont tellement graves et étendus que tout espoir de sauver le malade est à jamais anéanti. Essayer dans de telles conjonctures un procédé hydrothérapique quelconque, serait d'une impéritie et d'une témérité que rien ne saurait justifier; mais dans les deux premières périodes de la maladie, quand l'état fébrile est peu prononcé et que les douleurs locales sont peu sensibles, la médication thermale de Molitg détermine un temps d'arrêt dans la marche de l'affection, modère ou supprime les effusions sanguines du poumon, relève les forces et amène une heureuse modification dans l'ensemble de l'économie.

VII. — Scrofules.

Employée avec la persévérance que comporte un mal qui, de sa nature, est tenace et essentiellement chronique, l'utilité de l'Eau sulfureuse de Molitg apparaît d'une manière très sensible dans son application au traitement de l'affection scrofuleuse, quelle que soit la forme sous laquelle elle se manifeste, et quel que soit l'appareil organique sur lequel elle a établi son siége.

Sous l'influence de cette médication, des engorgements articulaires, rebelles jusque-là à tous les moyens de traitement, ont été enrayés dans leur marche, et des tumeurs blanches invétérées ont éprouvé une amélioration suffisante pour permettre au malade de se servir d'un membre qui depuis un temps plus ou moins long était devenu impropre à l'exercice de ses fonctions.

Des solutions de continuité, telles qu'ulcères et trajets fistuleux, consécutives à l'ouverture d'abcès froids, se transforment de façon à perdre l'aspect grisâtre et fongueux caractéristiques de l'espèce, pour se colorer d'une nuance vermeille, et passer à l'état de plaies de bonne nature.

Des ophtalmies chroniques, avec photophobie et lésions graves des membranes externes de l'œil sont parvenues à une heureuse résolution, soit par la seule vertu du liquide minéral, soit par l'action combinée de celui-ci, de préparations iodurées et des révulsifs internes et externes.

Des enfants scrofuleux, à peau terne et blafarde, au ventre gros et empâté, au système musculaire débile et comme frappé de torpeur, éprouvent la plus heureuse métasyncrise sous l'influence du liquide minéral associé aux analeptiques et aux ferrugineux. Toutefois on ne saurait disconvenir qu'il se présente rarement des cas où la surveillance de l'homme de l'art soit plus impérieusement commandée que dans ceux qui se rapportent au traitement de la scrofule des enfants par l'eau minérale sulfureuse, l'expérience ayant appris qu'un flux diarrhéique qu'il n'est que trop difficile de réprimer, et d'autres accidents non moins graves, peuvent être la conséquence d'une médication qui n'est pas sagement graduée, et qui excède les limites de la tolérance.

VIII. — Asthénies musculaires, paralysies.

Sauf quelques exceptions, qui seront ultérieurement spécifiées, les Eaux sulfureuses de Molitg sont, en général, fort bien indiquées contre ce genre de maladies; toutefois leurs vertus médicatrices se déploieront à des degrés divers, et avec des chances d'un succès d'autant plus rapide et plus marqué que les causes respectives de ces affections seront plus accessibles à la spécialité d'action du liquide minéral. Partant elles conviennent :

1° Dans l'asthénie musculaire ou semi-paralysie des membres pelviens, quand elle est le résultat de la rétrocession d'une dartre ; quand elle reconnaît pour cause l'action intense et prolongée du froid et de l'humidité ; quand elle se rattache à des causes extérieures, comme serait un excès de travail ou une marche forcée ; quand elle dérive d'une commotion de la moelle épinière produite par une chute ou un coup violent ;

2° Dans l'hémiplégie consécutive d'une attaque d'apoplexie, lorsque la cause de celle-ci est extérieure et accidentelle, ou qu'elle est la conséquence d'une lésion vitale des viscères abdominaux, déterminée par des écarts de régime et une alimentation anti-hygiénique ; lorsque la lésion encéphalique dont elle émane est actuellement affranchie de tout travail inflammatoire actif, que la tête est parfaitement libre, que les appareils vasculaires et nerveux sont sans éréthisme, et qu'on n'a pas affaire à un organisme doué d'une grande mobilité fluxionnaire.

Dans ces conditions, les Eaux de Molitg, employées avec la réserve commandée par la nature des accidents, activeront la résolution des épanchements cérébraux, et amèneront des résultats d'autant plus avantageux et plus rapides qu'on fera concourir avec la cure thermale, l'exercice, le régime, les moyens accessoires indiqués par l'état particulier du malade, et qu'on aura notamment l'attention de maintenir la liberté du ventre par l'usage des lavements et des eccoprotiques.

Les Eaux de Molitg ne sauraient être conseillées dans la paraplégie de cause interne et symptomatique d'une phlegmasie de la moelle épinière bien prononcée.

Elles ne conviennent pas dans la paraplégie qui résulte de la compression de la moelle épinière par la tuméfaction, et les désordres qui surviennent au corps des vertèbres dans cette maladie, connue sous le nom de mal vertébral de Pott.

Elles conviennent moins encore, et doivent être par conséquent l'objet d'une rigoureuse proscription :

1º Dans l'hémiplégie symptomatique d'une attaque d'apoplexie sanguine, lorsque l'épanchement sanguin est de date récente, qu'elle s'accompagne de lourdeur et de maux de tête, d'excitation générale, de mouvement fébrile, et lorsque le système a une disposition particulière aux mouvements fluxionnaires;

2º Dans l'état de pléthore et de congestion cérébrale, lorsque les symptômes de celle-ci ont acquis des proportions telles qu'il y a lieu de considérer le malade comme étant sous le coup d'une attaque imminente d'apoplexie[1].

[1] Appelé dans la matinée du 3 juillet 1863, auprès du sieur A. T., capitaine au long cours, arrivé de la veille aux Eaux de Molitg, je constatai : 52 ans d'âge, tempérament lymphatico-sanguin, constitution vigoureuse et replète; plénitude et lenteur du pouls, figure sans expression et comme hébétée, proéminence du globe oculaire, avec injection de la cornée opaque, sensations fugaces de fourmillement aux mains, parole lente et embarrassée, disposition marquée à la somnolence; eczéma se manifestant au torse et au bras par plaques larges, irrégulières, rouges et suppurantes; affectant la forme impétigineuse aux membres pelviens qui sont tuméfiés, et devenus, par suite de l'exaspération récente de la maladie, impropre aux mouvements de la progression... Eu égard au premier groupe de phénomènes morbides, je crois devoir émettre l'avis qu'il y a lieu de soumettre le malade à un traitement préparatoire par les saignées et les évacuants, et d'ajourner la cure thermale jusqu'après la disparition complète des symptômes de pléthore. Le docteur Édouard de Massia, qui avait vu le malade avant moi, n'avait pas été moins explicite pour formuler l'indication d'un traitement anti-phlogistique préalable; mais sa manière de voir, pas plus que la mienne, ne devait pas prévaloir contre le sentiment de quelques commères présentes à ma visite, et qui opinèrent, après mon départ, de concert avec la femme

IX. — Gravelle.

La gravelle, et principalement celle d'acide urique, trouve dans l'emploi des Eaux minérales de Molitg-les-Bains l'un des puissants moyens que la thérapeutique puisse opposer à une maladie aussi fâcheuse par sa désolante ténacité que par les accidents et les infirmités qu'elle traîne à sa suite.

En général, l'action bienfaisante du liquide minéral se manifeste dans cette maladie dès les premiers temps de la cure thermale.

Sous l'influence sédative qu'il exerce sur l'appareil génito-urinaire, on voit le spasme et l'irritation congestive dont il est le siége s'amender progressivement, et aboutir à une heureuse résolution. Consécutivement à ce phénomène de détente, on voit les canaux excréteurs dudit appareil s'ouvrir et livrer un libre passage aux urines, ainsi qu'aux matières purulentes, sanguinolentes et grumeleuses, aux sédiments sablonneux et aux graviers, dont la présence dans les reins et leurs annexes sont cause, comme on sait, des angoisses et des douleurs atroces, tant locales que sympathiques, qui caractérisent la colique néphrétique.

du malade, pour que celui-ci fut mis incessamment à l'usage de l'eau minérale en bains et en boisson. Conformément à cette détermination, A. T. fut transporté par ordre de sa femme au cabinet nᵒ 6 des Thermes Llupia, où il fut pris, quelques minutes après son immersion dans le bain, d'une attaque d'apoplexie foudroyante, contre laquelle les moyens de l'art, employés avec autant d'activité que d'énergie, vinrent malheureusement échouer. A. T. s'éteignit dans le courant de la nuit suivante, victime bien certainement d'un acte de témérité d'autant plus étrange, que les accidents qu'il devait entraîner avaient été prévus et signalés par mon honorable confrère et par moi-même.

Des douleurs lombaires invétérées, accompagnées d'un état de souffrance générale et des phénomènes d'une cachexie plus ou moins avancée, s'amendent ou s'effacent dans le cas où il se produit, pendant la durée de la cure minérale, sur certaines parties du derme et plus particulièrement sur la région lombaire, une poussée d'apparence dartreuse, coïncidant avec une excrétion abondante d'urines sédimenteuses ou sablonneuses : phénomènes critiques, révélateurs d'une diathèse herpétique, dont l'existence a pu être d'autant plus facilement méconnue, que ses premières manifestations, le plus souvent répercutées par une médication intempestive, remontent à une époque plus reculée, et quelquefois même aux premiers âges de la vie.

X. — Affection vénérienne.

Employée concurremment avec les anti-vénériens ordinaires, les eaux de Molitg sont d'un secours des plus utiles dans un grand nombre de cas où ces derniers ont été inefficaces ou insuffisants à enrayer la marche d'une syphilis primitive ou constitutionnelle.

Diverses siphilides, telles que l'exanthématique, la vésiculeuse et la pustuleuse, des chancres indurés et phagédéniques, des gonorrhées persistantes et autres symptômes d'une contamination de date peu ancienne, qui s'étaient montrés rebelles au mercure et aux iodiques, ont été guéris ou notablement amendés par les Eaux de Molitg, aidées de ces agents, administrés, en cette occurrence, à doses fort inférieures à celles qui sont communément usitées.

Dans les cas d'affection complexe, caractérisée par la

présence simultanée de symptômes émanant des deux diathèses herpétique et vénérienne, les Eaux de Molitg, par l'action directe et comme spécifique qu'elles exercent sur la première, réduisent la maladie à son expression la plus simple, et la rendent désormais accessible à l'action des anti-vénériens, qui jusque-là avaient été inefficaces ou du moins employés sans succès appréciable.

Dans certains états morbides, d'une origine mal déterminée, se manifestant par un état de souffrance générale, le trouble et la langueur des fonctions, l'altération du teint, l'œdème des extrémités, la lésion de divers sens, un état de fièvre lente et une impassibilité morale contrastant avec la gravité de la situation; — dans certains cas de douleurs anciennes, vagues ou localisées dans les tissus de l'extérieur ou dans les viscères, continues ou séparées par des intervalles plus ou moins réguliers et présumés jusque-là se rattacher à un principe rhumatismal, il s'opère, sous l'influence de la cure thermale de Molitg, sur diverses parties des systèmes dermoïde et muqueux, une éruption de taches et autres exanthèmes, des végétations, des phlegmasies et des ulcérations marquées du cachet d'une siphilis constitutionnelle, que les renseignements ou les aveux tardifs du malade font relier aux accidents fugitifs d'une contamination contractée dans un passé lointain, dont les malades ne conservent bien souvent qu'un souvenir vague et confus.

Dans ces circonstances, le rôle des Eaux sulfureuses de Molitg ne consiste pas seulement à dévoiler la présence longtemps occulte dans l'organisme d'un principe virulent; elles prêtent encore le plus utile concours et une précieuse garantie d'innocuité aux préparations mercurielles indiquées alors pour combattre et annihiler cette diathèse si redoutable, et les désordres qu'elle avait provoqués pendant la durée de son état latent.

Des maux de gorge graves et des ulcères chroniques de cette muqueuse, symptomatiques d'une vérole constitutionnelle, qui ont résisté au mercure ou se sont même exaspérés sous l'influence de ce remède administré avec trop peu de ménagement, ont cédé à l'action combinée de l'eau sulfureuse de Molitg, des gargarismes astringents et des eccoprotiques.

XI. — Obstructions ou Congestions viscérales.

Les congestions irritatives chroniques des viscères contenus dans les cavités splanchniques abdominale et thoracique sont avantageusement modifiées par l'emploi, convenablement administré de l'Eau sulfureuse de Molitg.

J'ai signalé ailleurs l'action résolutive du liquide minéral dans les cas de grosseur anormale du foie, qui ne sont pas encore rigoureusement incompatibles avec l'exercice régulier des fonctions. Je dois ajouter ici que cette propriété se décèle d'une manière non moins évidente dans les engorgements sub-inflammatoires de cet organe, ainsi que de la rate, lorsqu'ils s'accompagnent de malaise, de souffrances et des autres symptômes inhérents à cette nature d'affection; qu'il en est de même dans les engorgements de la rate, des glandes lymphatiques, des ovaires et du mésentère; que dans ces sortes d'affections, le succès du traitement est subordonné à la période plus ou moins avancée de la maladie, et qu'il se dessine d'une manière d'autant plus rapide que celle-ci est plus rapprochée de l'époque de son début; qu'en général, dans les cas invétérés, une saison seule, bien qu'assez prolongée, ne suffit pas à opérer une guérison définitive; que l'usage de l'eau minérale de Molitg ne peut plus être utile, et doit être, au contraire, sévèrement réprouvé lorsque, par suite des progrès de la maladie, les organes ont subi ce degré de dégénérescence fàcheuse qui se traduit par l'altération profonde de tout le système, par le teint pâle et plombé, par l'infiltration des tissus, par la langueur de toutes les fonctions, etc.

XII. — Hémorrhagies.

Les Eaux sulfureuses de Molitg-les-Bains sont employées avec les avantages les plus marqués dans les circonstances suivantes, savoir :

1º Dans l'hémoptysie dépendante de l'exhalation de la membrane trachéo-bronchique, lorsque l'irritation dont elle émane ne dépasse pas les limites de l'état sub-aigu, lorsqu'elle attaque un sujet à tempérament flegmatique, peu excitable et dont l'appareil vasculaire a peu d'activité; lorsqu'elle n'a pas été précédée des phénomènes d'un mouvement fluxionnaire violent; lorsqu'elle est consécutive à la suppression du flux menstruel ou hémorrhoïdal, d'un exutoire ou d'un ulcère chronique; lorsqu'elle résulte de la métastase d'un exanthème ou d'un principe morbide qui, par sa nature, serait tributaire de l'action médicatrice de l'eau de Molitg.

Mais l'emploi de l'Eau minérale de Molitg ne serait pas de mise ou devrait être ajourné à une époque plus opportune, dans le cas où, survenant chez un sujet à tempérament sanguin et pléthorique, à mobilité nerveuse et prédisposé aux fluxions, l'hémoptysie coïnciderait avec

la période sur-aiguë de l'irritation inflammatoire de la
muqueuse pulmonaire, avec réaction vive du système
vasculaire sanguin. Ce serait aller, dans ce cas, contre
les règles de l'art les plus élémentaires que de ne pas
préluder à l'emploi de l'eau minérale, par une médication
plus décidément hyposthénisante et propre à écarter les
incidents qui se posent momentanément comme une
contre-indication formelle à la cure minérale.

2º Dans l'hématurie, l'hématémèse et la ménorrha-
gie, lorsque ces effusions sanguines ne sont pas symptomatiques d'un carcinome ou d'une lésion organique fort
grave des tissus d'où elles émanent, et lorsque d'ailleurs
elles ne sont pas actuellement accompagnées d'un mouvement fébrile intense et d'un éréthisme nerveux très
prononcé.

Il est d'ailleurs peu besoin de m'étendre ici sur les
modifications à introduire dans l'emploi de l'eau minérale
lorsque les écoulements sanguins, pour le traitement
desquels elle est invoquée, se présentent avec les signes
caractéristiques d'une hémorrhagie supplémentaire.

XIII.—Affection cancéreuse.

L'Eau de Molitg-les-Bains ne saurait être et n'est
réellement pas d'un bien grand secours dans le cancer
ulcéré et près d'arriver à sa période ultime; le seul résultat qu'on puisse se promettre d'obtenir de son intervention, dans ces cas désespérés, est d'atténuer les souffrances du malade et de venir en aide à l'action des agents
thérapeutiques employés alors à titre de palliatifs; j'ajou-
terai, qu'en ces circonstances, elle est inoffensive, alors
même qu'elle ne fait pas de bien. Mais dans les premiers

temps de la maladie, avant l'apparition des engorgements
secondaires des glandes lymphatiques voisines, avant que
se soient manifestés les phénomènes indicateurs d'une
altération profonde de l'organisme, tels que la langueur
des fonctions, la pâleur extrême du malade, son air de
souffrance et l'état de la peau, qui est froide et sèche
comme du parchemin, l'Eau de Molitg-les-Bains agit
comme altérante et résolutive; elle produit un temps
d'arrêt dans la marche de la tumeur squirreuse, la rape-
tisse, efface les bosselures qui la surmontent, relâche ses
adhérences et fait disparaître, du moins pour un temps,
les douleurs lancinantes caractéristiques de cette nature de
lésion. Telles sont les modifications que j'ai vues s'opérer
sur les cancers de l'utérus et du sein (les seuls qu'il m'a
été donné d'observer jusqu'à ce jour), sous l'influence
de la médication hydro-minérale de cette localité. De là
à une guérison, il y a loin sans doute, mais si on tient
compte de ce fait, que les cas d'amélioration que je
signale se sont produits pendant un séjour aux Thermes
qui n'a pas, en général, dépassé une moyenne de vingt
jours, on est certainement autorisé à se demander si on
n'arriverait pas à obtenir un résultat plus grand qu'un
succès partiel, à l'aide d'une cure suffisamment prolongée.

Maintenant, une réflexion :

Loin d'être recommandées comme utilement applicables
au cancer, la généralité des eaux thermales sulfureuses
sont formellement rejetées par certains médecins du traitement de cette affection, et les Eaux de Molitg-les-Bains
elles-mêmes n'échappent pas à cette proscription. M. le
docteur Paul Massot dit textuellement, dans sa Notice,
qu'elles seraient funestes si on les administrait dans les

affections de nature cancéreuse et scorbutique. Or, si les motifs d'exclusion formulés par mes honorables confrères sont réellement fondés, ce qui d'ailleurs ne saurait faire l'objet d'un doute, et si, d'autre part, mon diagnostic n'a pas été entaché d'erreur, comment s'expliquer une différence aussi tranchée dans les résultats de nos observations respectives? S'ensuivrait-il que la cause essentielle du cancer n'est pas toujours identique, et que cette lésion morbide ne serait heureusement influencée par la médication thermale de Molitg-les-Bains, que dans les cas seulement où elle serait l'expression d'une nature de diathèse accessible à l'action spéciale des sources de cette localité?

CHAPITRE VI.

Mode d'action des Eaux minérales en général, et des Eaux sulfureuses de Molitg-les-Bains en particulier.

Il conste des faits cliniques périodiquement relevés dans la généralité des stations thermales, non moins que des témoignages de l'antiquité et de l'expérience des siècles, que de tous les moyens dont la science médicale peut disposer pour combattre les maladies chroniques, il n'en est pas de plus efficace que les eaux minérales naturelles, quand elles sont prescrites à propos et qu'elles sont utilisées aux lieux mêmes d'où elles sourdent. — Employées en dehors et à distance de leur point d'émergence, leurs effets, s'ils ne sont pas complétement négatifs, ne peuvent jamais être ni aussi sûrs ni aussi prononcés, par la raison que les principes qui les constituent s'altèrent et se désagrégent avec le temps et par le transport, que la médication hydro-minérale est alors nécessairement trop restreinte et incomplète, et qu'elle s'exerce en dehors des conditions hygiéniques inhérentes aux stations thermales.

Bien qu'il ne soit guère possible de déterminer, d'une manière précise et rigoureuse, le degré d'importance des modifications hygiéniques ambiantes, dans les résultats heureux opérés auprès des sources sanitaires, il ne semble pas moins hors de doute que leur concours ne soit généralement utile, et dans certains cas indispensable, pour aider l'eau minérale à déployer toute la puissance de sa valeur médicatrice.

D'après la théorie la plus généralement admise aujourd'hui, les eaux minérales agissent toutes en vertu d'une propriété dynamique excitatrice, dont l'intensité est en rapport direct avec le degré de calorique et de minéralisation du liquide. — Voyez ce qui se passe, disent les tenants de cette opinion, dans la pluralité des cas où les eaux sont administrées à propos : sous leur influence, les forces digestives sont excitées et accrues; l'appétit, jusque-là languissant, se réveille et se ranime; la circulation devient plus régulière, et imprime au sang une impulsion plus forte, qui communique aux organes, ainsi qu'à leurs fonctions, une plus grande énergie. Dans l'état pathologique, cette excitation est même plus prononcée, plus manifeste : son intensité est en rapport avec la proportion des matières solides et gazeuses contenues dans les eaux, avec leur degré de température, dans celle des bains et des douches, ainsi qu'avec la susceptibilité nerveuse des malades; elle se décèle après quelques jours de traitement, par des lassitudes générales, l'abattement des forces, l'insomnie, la plénitude et la fréquence du pouls.

Les douleurs anciennes se réveillent; les affections chroniques, telles que les rhumatismes, les névralgies et les dermatoses, passent à un état momentanément aigu, transformation le plus souvent favorable à leur amélioration, et qui est ordinairement suivie d'un mouvement critique par les urines, les selles, les sueurs et par des éruptions.

C'est donc dans l'excitation de l'organisme et de la partie malade que réside la principale force médicatrice des sources sanitaires, etc.

Cette manière de voir sur le modus-agendi des eaux minérales en général, est celle de la pluralité des médecins de nos jours, des hydrologues les plus autorisés et des savants le plus haut placés dans la hiérarchie médicale. Elle est toutefois controversée par les médecins de l'École Italienne. Ceux-ci, se plaçant au point de vue du principe qui est le fondement de leur doctrine, interprètent différemment les faits, et leur donnent une signification dans un sens diamétralement opposé à celui qui leur est attribué par les médecins de l'ordre précédent.

En conformité de la théorie qui veut que la presque universalité des maladies soit sous la dépendance de la diathèse de stimulus, ils prétendent que les divers états morbides qui sont du domaine de la thérapeutique des eaux, doivent être rangés dans cette catégorie, autrement dit, qu'ils appartiennent à la grande classe des phlegmasies. Or, disent-ils, s'il est de principe élémentaire qu'on ne traite les inflammations et subinflammations que par les

anti-phlogistiques, et si les maladies que les eaux minérales guérissent sont de nature irritative et phlogistique,
il faut en conclure nécessairement que les propriétés
médicatrices des eaux minérales sont hyposthénisantes
et anti-phlogistiques. L'argument serait péremptoire, si
les prémisses étaient irréprochables, si constamment elles
se trouvaient en parfait accord avec les faits observés et
avec les résultats de l'expérience.

Mais discuter plus longuement ici sur la valeur respec-
tive des deux systèmes antagonistes nous ferait dépasser
les limites imposées à la nature de cet opuscule.

En ce qui concerne les eaux de Molitg en particulier,
il y a lieu de distinguer, d'abord l'action qu'elles produisent, soit dans l'état normal ou physiologique, soit dans
les conditions pathologiques, suivant leurs degrés respectifs de température, suivant le tempérament et la constitution individuelle. Ainsi, l'effet primitif de la Source
n° 1 de l'Établissement Llupia, et de la Source des Baignoires de l'Établissement Massia, qui ont, la première
38°,50 de température, et la seconde 38°, est de déterminer chez les sujets sanguins et dont le système nerveux est impressionnable, des phénomènes d'exaltation
vitale, qui se révèlent par un sentiment d'ardeur inté-
rieure, l'accélération du pouls, l'agitation dans le sommeil, la rareté des urines, la constipation, des sueurs,
parfois des éruptions, etc., phénomènes qui s'atténuent
généralement après les trois ou quatre premiers jours du
traitement, et qui d'ailleurs s'élèvent rarement à de telles
proportions qu'ils entraînent la nécessité de le suspendre
ou d'y renoncer définitivement. Ces eaux sont particulièrement indiquées chez les individus lymphatiques et
peu irritables, et dans toutes les circonstances où l'action

organique est faible et languissante, dans les paralysies, les engorgements passifs des viscères, les rhumatismes apyrétiques et généralement dans les affections chroniques dépourvues de tout caractère inflammatoire. — Les eaux de la Source n° 2 de l'Établissement Llupia, 57° centigrades, employées, soit isolément, soit mélangées avec la Source n° 1 et la Source des Douches de l'Établissement Massia (35° centigr.), produisent d'emblée, et dans les circonstances sus-énoncées, une action sédative des plus prononcées, reposent le corps, répandent le calme et le bien-être; sont employées avec avantage pour enrayer la marche de certaines maladies chroniques à fond d'excitation, ayant leur siége dans les cavités splanchniques de l'abdomen et de la poitrine, pour modifier des rhumatismes anciens, des affections cutanées et scrofuleuses, qui sont compliquées ou sous la dépendance d'un éréthisme vasculaire et nerveux. — L'eau minérale des Thermes Barrère, qui a 25 à 26° de température, produit un sentiment d'agréable fraîcheur, agit à la fois comme calmant et doucement tonique; est recherchée avec avantage par les sujets nerveux, par les personnes dont les forces sont épuisées par les hémorrhagies, les chagrins, les flueurs blanches, les pertes séminales, par les jeunes filles délicates atteintes de pâles couleurs, par les femmes dont tout l'organisme est affaibli et les membres abdominaux dans un état de paralysie plus ou moins complète par suite d'un accouchement long et laborieux; est efficacement employée contre certaines maladies chroniques de l'estomac et des intestins, notamment les gastralgies, etc.

Mais ce n'est pas seulement par le mode purement dynamique, que les eaux de Molitg-les-Bains révèlent

leur puissance curative sur les états morbides qui sont
soumis à leur influence. Celui-ci varie dans ses effets;
il accomplit, comme on l'a vu, des actes de stimulation
et de relâchement, de sédation et de tonicité, en rapport
avec le degré de température inhérent à chacune des
sources employées. Ses effets sont plus ou moins immédiats et s'opèrent le plus souvent pendant la durée d'une
cure ordinaire; ils procèdent, et de la modification produite par l'eau minérale sur l'état des propriétés vitales
de l'organisme, et du surcroît d'activité qu'elle imprime
aux organes chargés des fonctions sécrétoires et dépuratives.

Une propriété non moins remarquable et bien autrement importante, commune à toutes les sources de la
localité, qui ne diffère entre elles que par le degré d'intensité et qui résulte de la nature et de la combinaison
de leurs principes minéralisateurs, est l'action altérante
en vertu de laquelle elles modifient et ramènent à leur
état normal les éléments dépravés de l'organisme, dans
certaines affections générales, telles que rhumatismes,
syphilis, dartre, scrofule, vulgairement qualifiées de diathèses.

Les phénomènes de métasyncrise, qui sont le résultat
de cette action toute spéciale, ne s'effectuent généralement
que par progression lente, ne deviennent sensibles et bien
évidents qu'à la suite d'une cure de longue durée, quelquefois même lorsqu'il s'est écoulé un temps plus ou
moins long après la médication thermale. Telle est la
règle; les cas exceptionnels sont les améliorations rapides, la disparition complète des symptômes, les guérisons
sur place. Notons cependant que les succès à courte
échéance s'observent bien moins rarement dans les affec-

tions dépendantes du vice herpétique ou dartreux que dans les autres espèces de diathèse; mais il est d'observation que dans la première, comme dans les autres, la propriété régénératrice de l'eau minérale s'exerce en même temps que son action dynamique et de concert avec elle : simultanéité d'action, qui assure et garantit l'innocuité de la médication thermale dans les états morbides tributaires de ce remède, et qui se déduit notamment de ce fait, démontré par l'expérience clinique, à savoir : que dans les lésions du système dermoïde et de certaines muqueuses, accompagnées de sécrétions de diverses natures et plus ou moins abondantes, comme ulcères atoniques de longue date, ulcères phagédéniques, dartres sécrétantes, leucorrhées, etc., il en est un plus ou moins grand nombre qui s'atténuent rapidement et guérissent dans le cours d'une période balnéaire de moyenne longueur, sans que la suppression rapide de ces excrétions abondantes et invétérées soit jamais suivie d'une perturbation quelconque de la santé générale, sans que jamais elle donne lieu aux accidents redoutables d'une métastase; d'où il est naturellement permis d'inférer que l'influence salutaire de l'agent hydrominéral s'exerce à la fois et sur les lésions symptomatiques extérieures qui constituent la maladie proprement dite, et sur le vice constitutionnel ou affection générale dont elles sont les manifestations apparentes et matérielles.

CHAPITRE VII.

Mode d'action des Eaux de Molitg prises en boisson.

A Molitg-les-Bains, comme dans tous les autres établissements du même genre, l'heure généralement consacrée à la boisson de l'eau minérale est le matin. L'expérience et le raisonnement se réunissent pour indiquer ce moment de la journée comme le plus favorable à cette partie de la cure thermale; l'estomac se trouvant alors débarrassé des aliments se prête mieux à l'absorption du liquide minéral. Rarement il se présente des cas où la boisson de l'eau sulfureuse puisse être *à priori* envisagée comme suffisante à opérer, à elle seule, la guérison d'un état morbide; mais il est bien reconnu qu'employée de cette façon elle seconde très puissamment l'action des douches et des bains; analogue, quant à la nature de ses ingrédients et à ses propriétés médicatrices, aux Eaux-Bonnes, l'eau de Molitg-les-Bains se boit généralement sans répugnance ni dégoût, et quand, par exception, il se présente des personnes que son odeur et sa saveur affectent trop désagréablement, on parvient très facilement à la faire passer en la mélangeant avec du lait ou avec tout autre liquide adoucissant. On la prend le matin à jeun, et même le soir en se couchant. La dose ordinaire est de trois à quatre verres; mais cette règle est sujette à d'assez nombreuses exceptions : il est des circonstances où il faut débuter par doses fractionnées; il en est où il convient de dépasser la dose ordinaire, de la prendre même dans les repas, coupée avec le vin ou avec l'eau commune. A la vérité ce sont là de graves infractions à la règle, qu'à l'homme de l'art seul il appartient de prescrire ou d'autoriser ; sauf des indications bien précises, il est de bonne pratique de s'en tenir rigoureusement aux doses normales, et d'éviter surtout de faire du tube intestinal un centre habituel de fluxions. L'usage des eaux doit être lent, progressif, principalement quand le siége de l'affection est dans les organes de l'abdomen et de la poitrine ; dans ces circonstances l'abus des eaux est dangereux, en excitant trop vivement les organes souffrants. En général les petites doses doivent être préférées, parce qu'elles ne chargent pas l'estomac, et qu'elles sont mieux absorbées ; c'est par cette méthode que l'on parvient à résoudre les engorgements viscéraux, et à modifier les principes diathésiques inhérents à la constitution.

Employée conformément à ces principes, l'eau sulfureuse de Molitg a une action primitive et générale de stimulation, qui paraît se dessiner d'une façon comme élective sur les organes chargés des fonctions dépuratives ; sous cette influence, l'appétit s'accroît, les urines sont plus copieuses, une moiteur générale ou même une transpiration bien décidée remplacent la transpiration insensible, l'exhalation de la muqueuse pulmonaire s'exalte, et la surface cutanée dégage parfois une odeur bien prononcée d'œufs couvés, etc.

Du concours de tous ces actes d'élimination il est, sans doute, permis de déduire une part légitime des bons résultats produits par la cure thermale, dans les dermatoses, la goutte atonique, le rhumatisme, la scrofule, le catarrhe pulmonaire chronique, la phthisie tuberculeuse, etc.; mais dans toutes ces affections morbides, et plus particulièrement dans les dernières, l'ingestion de l'eau sulfureuse n'influe pas seulement comme agent dynamique ou de dépuration, elle agit aussi bien que d'une manière moins immédiate, par un mode altérant particulier, ou en vertu d'une propriété spéciale, modificatrice des liquides et des solides de l'organisme.

Employé sous diverses formes, comme agent modificateur des affections chroniques de la poitrine, le soufre était en grande estime chez les anciens, et aujourd'hui, personne n'ignore les importants services rendus à la thérapeutique de ces maladies par les eaux médicinales naturelles, qui sont minéralisées par ce principe.

On sait que les eaux sulfureuses contiennent en dissolution un corps incolore, qui se dégage ou tend sans cesse à se dégager, et révélant sa présence dans le liquide par une odeur caractéristique analogue à celle des œufs couvés; c'est une substance gazeuse, que les chimistes ont désignée sous le nom d'acide sulfydrique; — quand l'eau sulfureuse est convenablement administrée, cet acide sulfydrique, qui a pénétré avec son véhicule dans le torrent de la circulation, avec une action stupéfiante sur le sang et le système nerveux, amortit l'éréthisme du parenchyme pulmonaire, et par suite le mouvement fluxionnaire qui se dirige sur cet organe, quand il est le siége d'un catarrhe invétéré ou de la phthisie tuberculeuse.

Ainsi se conçoit et s'explique l'action bienfaisante de l'eau sulfureuse en boisson dans ces lésions pathologiques si graves, et généralement si réfractaires aux agents ordinaires de la thérapeutique.

CHAPITRE VIII.

**Mode d'action des eaux de Molitg prises en bains,
demi-bains, pédiluves, lavements et douches.**

On sait que le bain consiste en l'immersion plus ou
moins prolongée dans un liquide, de la totalité ou d'une
partie du corps; de là la division en bains entiers et en
bains partiels, qui sont ou des demi-bains ou bains de
siége, ou des pédiluves ou des maniluves, etc. Personne
n'ignore le rôle considérable que la température d'une eau
minérale joue, dans les effets médicateurs qu'elle produit,
puisqu'en certains cas elle en constitue la principale propriété; son influence sur l'organisme est très prononcée,
particulièrement sous la forme de bains et de douches.
Toutefois on se méprendrait étrangement si l'on n'accor-
dait de l'importance qu'aux sources dont la chaleur est
très élevée; l'excès de calorique est un inconvénient qui
est plus propre à diminuer l'activité des eaux qu'à l'augmenter, parce que, pour les utiliser en bains et en douches on est obligé de les laisser refroidir, ou, ce qui a
lieu souvent, de les mélanger à l'eau douce; circonstances qui atténuent leurs vertus médicatrices. Les eaux
thermales auxquelles on fait subir un long parcours, avant
d'être employées en bains et en douches, ne possèdent
plus les mêmes propriétés curatives, parce qu'elles perdent
constamment, dans le parcours, une partie de leur calorique et de leurs principes volatils; elles sont d'autant
plus salutaires qu'on s'en sert plus près de leur point
d'émergence.

Des réflexions qui précèdent il résulte que les bains les plus efficaces sont ceux qui sont préparés avec une eau thermale dont la température native se rapproche de celle du corps humain et qui n'a pas eu à subir un long parcours avant d'arriver aux baignoires. Or, telles sont les conditions où se trouvent placés les thermes de Molitg, dont les baignoires sont disposées de telle façon que les eaux minérales y arrivent presque immédiatement après leur sortie du roc, sans avoir sensiblement perdu de leur chaleur, sans avoir subi une déperdition quelconque de leurs éléments minéralisateurs, et alors qu'elles sont douées de toute la plénitude des vertus médicatrices que la nature leur a départies. Et c'est sans doute à cette précieuse particularité, non moins qu'à la propriété exceptionnelle qu'elles possèdent de conserver fort longtemps le principe sulfureux, à leur onctuosité, à leur propriété détersive, qu'elles doivent leur puissance d'action dans toutes les affections du système dermoïde (dartres, lupus, etc.), les ulcères atoniques, les engorgements du système lymphatique et glandulaire, etc.

Il a été dit par une voix autorisée que, pour que le bain minéral soit réellement salutaire, il faut, pendant sa durée, entretenir dans la baignoire un courant d'eau continuel, mais cette proposition qui est d'une incontestable vérité, en tant qu'elle se rapporte à une eau minérale facilement décomposable, dont les ingrédients médicamenteux se volatilisent et se déposent avec une grande rapidité, perd évidemment de son importance quand il s'agit d'un agrégat dont les principes constituants sont plus fixes, et qui retient surtout avec une remarquable ténacité celui d'où dérive sa principale force d'action. C'est ainsi qu'à Molitg, les bains à l'eau courante qu'il

est parfaitement loisible de prendre au commencement
et à la fin de la saison, ne sont pas, en général, plus
efficaces que ceux qui sont pris dans le temps d'encom-
brement ou d'affluence, avec des eaux modérément re-
nouvelées ; et que l'observation constate encore les effets
salutaires des bains dont les eaux, avant d'être utilisées,
ont séjourné plus ou moins longtemps dans la baignoire,
afin d'en réduire la chaleur, par la vaporisation, à un
degré inférieur à celui de l'indifférence : procédé qu'il
convient parfois d'employer pour satisfaire aux exigences
de certaines indications particulières, ou d'une médication plus décidément altérante. En théorie l'on devrait
croire que l'eau tiède ou modérément chaude est plus
facilement absorbée que l'eau fraiche : c'est précisément
l'inverse qui a lieu, ainsi que l'ont démontré les expériences de Kahtlor, faites à Vienne, en 1822 ; d'après ces
expériences le séjour d'une heure dans un bain de 12°,50
à 18°,75 fait augmenter le corps de 2 kilogrammes $\frac{1}{2}$
à 3 kilogrammes $\frac{1}{2}$; si la température est de 27°,50,
il n'y a plus que 2 kilogrammes d'augmentation, à 32°,50
et 33°,75 il n'y a plus aucune augmentation de poids ;
à 36°,25 le poids du corps éprouve déjà une diminution
de plus d'un kilogramme. En portant le degré de température jusqu'à 56°,25 le même expérimentateur est parvenu à faire diminuer le corps de 4 kilogrammes $\frac{1}{4}$.
(*Annuaire des Eaux de la France.*)

Heures du bain. — A Molitg, le moment de la journée
le plus généralement consacré à prendre le bain et le
plus convenable, est dans la matinée, lorsque le corps est
encore à jeun, et par conséquent dans les conditions les
plus favorables à l'absorption du liquide minéral ; sa durée

réglementaire est d'une heure ; mais il n'est pas rare de rencontrer, dans la pratique de ces thermes, des cas où cette limite, établie d'ailleurs comme mesure d'ordre, doit être plus ou moins dépassée pour assurer les bons résultats de la médication minérale.

A peine est-il besoin d'ajouter que la chaleur du bain doit être subordonnée, non seulement à la nature diverse des maladies, mais encore au degré d'irritabilité dermoïde et de susceptibilité nerveuses des malades ; un même bain sera tempéré pour une personne et chaud pour une autre : par exemple, l'expérience apprend que les journaliers, les gens de la campagne, ont besoin, toutes choses égales, de bains chauds, ce qui tient sans doute au peu d'excitabilité de la peau et du système nerveux ; au contraire les habitants des villes, ceux surtout qui appartiennent à la haute classe de la société, chez lesquels la vie intellectuelle domine la vie matérielle, se trouvent mieux d'une température plus douce, de bains plus calmants, plus en rapport avec les besoins d'une excessive sensibilité.

Demi-bains ou bains de siége. — Ils sont particulièrement recommandés aux personnes délicates qui éprouvent, sous l'influence du bain général, un sentiment de gêne ou d'oppression à la région épigastrique ; ils sont en général préférables aux bains entiers dans les maladies chroniques de la poitrine et dans les cas où l'on a lieu de redouter l'afflux du sang vers le cerveau.

Pédiluves. — Généralement administrés dans les baignoires qui sont exclusivement alimentées avec la Source nº 1 de l'Établissement Llupia, ces sortes de bains sont

puissamment dérivatifs et deviennent quelquefois néces-
saires après les bains chauds, pour prévenir les congestions de la tête; leur durée est de huit à dix minutes;
ce temps suffit pour provoquer une sueur générale abondante sans pesanteur de tête ou lassitude, accidents qui
peuvent être parfois la suite du bain entier.

Lavements. — Ce mode d'administration de l'eau minérale est un utile auxiliaire de la boisson dans les maladies chroniques des viscères abdominaux; il est même
d'un emploi indispensable quand le liquide minéral ne
peut pas être toléré par l'estomac. L'effet important de
ces lavements est de présenter les principes médicamenteux de l'eau à l'absorption du système de la veine porte,
et de les mettre ainsi en contact direct avec les viscères
engorgés; mais on conçoit que pour être absorbée par
les radicules veineuses abdominales, l'eau minérale doit
être administrée par demi ou quart de lavement, qui
doivent être conservés aussi longtemps que possible.

Douches. — Il est presque oiseux de dire en quoi consiste la douche : c'est une colonne d'eau d'une température plus ou moins élevée qui vient frapper une partie
quelconque du corps, dans un but thérapeutique. Il y en
a de plusieurs espèces : celles de Moligt sont descendantes ,
ascendantes et latérales. A l'aide de divers ajustages on
peut en varier la forme et la force. Les douches descendantes et latérales augmentent l'action vitale de la partie
sur laquelle elles frappent ; elles rendent de la vitalité à
des membres affaiblis, activent la circulation, avivent les
affections lentes et facilitent la résolution des engorgements abdominaux; elles excellent dans la sciatique, le

lumbago, les fausses ankyloses ; elles sont utilement employées dans certaines maladies de l'oreille, des yeux, des fosses nasales, etc.

La douche ascendante rectale est utile, non seulement pour provoquer l'expulsion des matières fécales, mais encore pour tonifier tout le tube intestinal; portée dans le vagin, elle constitue parfois la meilleure médication contre certaines lésions vaginales et utérines; mais on doit être très réservé sur la température de l'eau et son impulsion pour ne pas déterminer une irritation trop vive des organes génitaux.

CHAPITRE IX.

Observations Cliniques.

Je divise en deux catégories distinctes les observations médicales que je vais rapporter dans ce chapitre.

La première aura trait aux maladies chroniques de la peau qui sont comprises dans la grande famille des dermatoses.

La seconde sera relative aux affections diverses que j'ai signalées et dont j'ai présenté le tableau dans le cinquième chapitre.

Dire ici les raisons qui ont fait que je me suis abstenu de désigner autrement que par des initiales les sujets de mes observations, serait chose superflue, parce que tout le monde comprendra, je me figure, les motifs de la réserve qui m'est imposée à cet égard.

PREMIÈRE OBSERVATION.

*Affection dartreuse constitutionnelle, persistante, réputée héréditaire ; elle
a sévi, en dernier lieu, sur toutes les parties de la face, dont elle a
profondément altéré les traits et comme transformée en masque disgracieux (Pityriasis ou Psoriasis?) — Cure thermale de cinq mois de
durée, guérison obtenue un mois et demi avant la fin de la cure.*

Au commencement du mois d'avril 1848, le sieur P... de C...,
alors fonctionnaire diplomate et aujourd'hui conseiller référen-
daire à la Cour des Comptes, vint aux thermes de Molitg, à
l'effet d'y suivre un traitement pour une dermatose persistante
dont il fait remonter le début aux premiers âges de sa vie. Appelé
auprès de lui, je constate : 25 ans d'âge, tempérament nervoso-
sanguin, constitution vigoureuse, point d'antécédents morbides
autres que la dermatose actuelle, appartenant à une famille où
la dartre est manifestement héréditaire ; — celle qui est soumise
à mon examen offre les particularités suivantes, et est ainsi
constituée : le torse, le cou, les membres pelviens et pectoraux
sont le siége de plaques nombreuses, diversement étendues et
configurées, caractérisées par une peau rugueuse, sèche, vivement colorée en certains points et recouverte d'une matière
pulvérulente semblable à de la farine grossière ; quelques-unes
et notamment celles de la nuque et des coude-pieds sont parsemées d'excoriations saignantes, résultat des frottements et du
grattage exercés par le malade sur ces parties, qui deviennent
parfois le siége d'un prurit des plus violents ; des plaques semblables, mais offrant toutefois un degré d'altération bien moins
prononcé du derme, sont largement répandues sur la surface du
cuir chevelu, tandis qu'à la face, qui est envahie par le mal dans
toute son étendue, le derme est dans un état de rétraction générale qui affecte la régularité des traits de la façon la plus désagréable ; l'ouverture des fosses nasales, les bords libres des
lèvres et principalement leurs commissures sont sillonnés de

gerçures dont quelques-unes profondes et saignantes, lors des mouvements de ces organes, font vivement souffrir le malade ; aux lèvres, au menton, aux régions sus et sous-maxillaires apparaissent des groupes de poils blancs, implantés sur une peau d'un blanc terne, surmontée d'aspérités ou de granulations semblables à celles de la peau de chagrin ; le bord libre des paupières et l'angle interne des yeux sont rouges et enflammés ; les sourcils, la face externe des paupières, ainsi que les cils, sont tapissés et entremêlés de pellicules squammeuses, dont la couleur jaune foncée forme contraste avec la nuance blanc sale des furfures qui sont répandues sur les autres parties de la face.

Entre autres moyens employés contre cette maladie, le sieur P... de C... avait, à diverses reprises, fait usage de la médication qui, dans le temps, avait été prescrite à son père par le célèbre Alibert ; pendant bon nombre d'années, il avait fréquenté les stations thermales les plus en vogue contre le genre de son affection ; il avait tour-à-tour fait des traitements sous la direction des adeptes d'Hahnemann et des partisans de l'école italienne ; il avait essayé notamment les préparations arsénicales, par longues périodes et sous toutes les formes. De ces diverses médications, les unes n'avaient rien produit, d'autres avaient seulement atténué son mal ou l'avaient rendu stationnaire pour un temps ; l'état du malade à son arrivée à Molitg dit suffisamment que pas une d'elles n'avait eu la puissance d'enrayer définitivement sa marche.

Doué d'une remarquable énergie morale, non moins que des qualités les plus estimables du cœur et de l'esprit, M. P... de C... endure son mal et les inconvénients qui l'accompagnent avec le calme et le stoïcisme d'un philosophe. Il déclare être venu à Molitg-les-Bains en désespoir de cause, et toutefois il ne dissimule pas son peu de confiance en l'action d'une eau minérale dont les congénères n'ont toujours produit sur son état que des résultats insignifiants et peu durables. « C'est, dit-il, en fait de médicaments, sa tentative suprême de guérison ; si elle n'aboutit pas, son parti bien arrêté est de renoncer à tout jamais aux mé-

decins et aux remèdes; il se fera liquider son patrimoine; il
voyagera au loin; il ira de par le monde, cherchant un ciel
moins inclément pour sa personne que celui de sa patrie. »

Traitement hydro-minéral et ses résultats. Vu l'état satisfaisant de la santé générale et en particulier des fonctions digestives, M. P... de C... est mis incessamment à l'usage interne
et externe des Sources Llupia, en procédant de la manière
suivante : du 2 avril au 20 mai suivant, un bain général par
jour, d'une heure de durée (il se prolonge jusqu'à cinq quarts
d'heure et même une heure et demie, toutes les fois que les
besoins du service le comportent); quatre verres d'eau minérale en boisson, pris dans la matinée. A cette dernière époque, effets du traitement peu sensibles encore; on constate
seulement, depuis la dernière quinzaine, quelques alternatives
d'amendement et de recrudescence; mais, à dater du 25 mai,
une amélioration bien prononcée s'annonce et se continue; les
symptômes de la dermatose, tels que la rudesse, les gerçures,
le resserrement du derme des points contaminés, le sentiment
d'ardeur et de prurit, vont en diminuant de plus en plus, et sont
enfin complétement effacés vers le milieu du mois de juin, c'est-
à-dire après un traitement de trois mois et demi de durée, qui
n'a été suspendu que l'espace de quatre jours (depuis le 20 jusqu'au 25 mai). Par mesure de précaution et en vue de s'assurer
de la solidité de sa guérison, M. P... de C... continue son traitement thermal, avec la même régularité que précédemment,
jusqu'au commencement du mois de septembre suivant. A cette
époque, il quitte enfin les Thermes, dans un état de santé parfaite,
qui ne s'est pas démenti pendant la période de vingt ans qui
s'est écoulée depuis sa cure thermale, et ne présentant alors
d'autres vestiges de sa grave dermatose que la persistance de la
blancheur des poils aux endroits précédemment signalés, et
qu'un léger resserrement du bord labial, que le temps a fait
disparaître.

DEUXIÈME OBSERVATION.

Dartre furfuracée chronique, *Pityriasis simplex* de la face. — Guérison
après deux saisons consécutives aux Thermes de Molitg.

D... B..., âgé de 15 ans, tempérament lymphatique, constitution moyenne.... Il a été pris, il y a deux ans, d'une éruption
dartreuse qui a successivement envahi toutes les parties de la
face, et contre laquelle on a vainement employé les évacuants,
les dépuratifs, les pommades soufrée, belladonée et divers autres
topiques. A son arrivée à Molitg, le 1er juin 1849, on observe :
peau de la face sèche et rugueuse, elle est le siége d'un sentiment
de prurit permanent sujet à s'exaspérer sous l'influence de toutes
les causes excitantes ; elle est recouverte de pellicules menues
qui se détachent et se renouvellent avec la plus grande rapidité ;
légèrement jaunâtre aux sourcils et à la base des cils, cette matière offre une nuance blanchâtre sur toutes les autres parties
de la face.

D... B... commence le traitement hydro-minéral aux Thermes
Llupia, le jour même de son arrivée ; il se compose d'un bain
par jour, d'un litre d'eau minérale en boisson prise dans la matinée, et de lotions fréquentes du même liquide sur les parties
affectées ; D... B... quitte les thermes le 16 juin, dans un état
d'amélioration notable ; il y revient l'année suivante, dans le
courant du mois de juin, pour y faire une médication analogue
à la précédente, et qui a pour résultat une guérison définitive.

TROISIÈME OBSERVATION.

Dartre furfuracée chronique, *Pityriasis simplex*, aux deux jambes.
Guérison après trois saisons consécutives aux Thermes de Molitg.

A... B..., âgé de 32 ans, tempérament lymphatico-sanguin,
constitution bonne, exerçant l'état de cultivateur, est atteint
depuis cinq ans aux deux membres pelviens, d'une maladie dar-

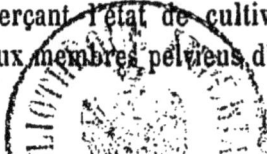

treuse contre laquelle il a été fait plusieurs traitements dont A... B... spécifie imparfaitement la nature. A... B... arrive aux Thermes de Molitg, le 10 juin 1848. On constate une plaque de forme assez régulièrement ovalaire, de neuf centimètres de longueur sur six de largeur, à la partie externe et moyenne des deux jambes ; la peau qui forme cette plaque est sèche, rude au toucher et recouverte d'une matière pulvérulente, semblable à du menu son ; elle est parsemée d'excoriations qui sont le produit de l'action des ongles du malade, forcé parfois de gratter violemment cette partie, par la violence de la cuisson dont elle devient le siége.

Pendant deux semaines consécutives, A... H... prend un bain et quatre verres d'eau minérale en boisson par jour. Il est soumis, en même temps, à l'usage de la liqueur de Fowler. Il part le 28 juin dans un état très satisfaisant ; toutefois la guérison définitive ne s'opère que deux ans plus tard, à la suite de deux médications hydro-minérales analogues à la précédente.

QUATRIÈME OBSERVATION.

Dartre furfuracée chronique, *Pityriasis rubra*, siégeant à la nuque et à la région dorsale. — Guérison après une saison de dix-sept jours aux Thermes de Molitg.

L... G..., âgé de 35 ans, tempérament sanguin, constitution forte, agriculteur de profession, était atteint depuis 15 mois d'une affection dartreuse, contre laquelle on avait employé les bains généraux, les purgatifs, l'eau de Molitg en boisson et en lotions, la pommade soufrée et divers autres topiques.

L... G... arrive le 15 juin 1848 à Molitg, et on constate : peau de la région cervicale et d'une grande partie de la région dorsale sèche, raboteuse, quelque peu engorgée sur certains points et recouverte de squammes excessivement menues et de couleur blanchâtre, qui se détachent par le frottement et se renouvellent avec une étonnante rapidité. Ces parties sont le siége d'un sentiment d'ardeur et de démangeaison que les topiques émollients et narcotiques sont quelquefois insuffisants à atténuer.

L... G... fait une médication de dix-sept jours, pendant lesquels il prend vingt-deux bains à l'établissement Llupia et un litre et demi par jour d'eau minérale en boisson.

A son départ des thermes, le 2 juillet, amélioration notable ; disparition complète de tous les phénomènes de sa maladie quelques semaines après le traitement thermo-minéral.

CINQUIÈME OBSERVATION.

Dartre furfuracée chronique, *Pityriasis* généralisé, avec gerçures à l'anus et aux grandes lèvres ; — menstruation irrégulière. — Guérison après deux saisons à Molitg-les-Bains.

H... M..., âgée de 25 ans, tempérament lymphatico-sanguin, constitution moyenne, exerçant l'état de couturière, a éprouvé, il y cinq ans, à la suite d'émotions morales de longue durée, une perturbation du flux menstruel, qui, depuis ce temps, ne s'est jamais parfaitement régularisé ; les périodes se sont parfois avancées, mais le plus souvent retardées ; toujours elles ont été précédées et accompagnées de vives souffrances aux aines et aux lombes, et l'excrétion sanguine a toujours été insuffisante. Vers la même époque, H... M... a vu surgir, sur diverses parties de son corps, de larges plaques irrégulières d'herpès qui lui occasionnaient du prurit et de fortes démangeaisons. Ces plaques se sont successivement agrandies et ont fini par envahir la surface entière de l'appareil dermoïde. La marche de cette affection n'ayant pu être enrayée par la médication qui lui fut opposée, H... M... se décide à invoquer le secours des eaux minérales de Molitg. A son arrivée à ces thermes, le 15 juin 1849, je constate : habitude du corps d'un rouge foncé et recouverte de lamelles blanchâtres excessivement menues se détachant et se renouvelant en certains endroits avec une remarquable rapidité ; gerçures aux interstices des doigts, aux régions poplitées, à la marge de l'anus, à la commissure postérieure des grandes lèvres; la membrane muqueuse qui tapisse celles-ci est rouge et engorgée; l'exonération des fèces excessivement douloureuse, celle des urines accompagnée d'une sensation que la malade compare à celle qui serait produite par le passage d'une lame de rasoir à travers le canal de l'urètre; état fébrile continu, insomnie, inappétence, digestions lentes et pénibles; amaigrissement.

H... M... est soumise au traitement suivant : du 15 au 20 juin, cinq bains aux thermes Barrère, et trois verres par jour d'un mélange d'eau minérale et d'eau d'orge, édulcoré avec le sirop de fleurs d'oranger. Cette médication sédative amène la disparition de la fièvre et le rétablissement du sommeil et de l'appétit. Dès lors H... M... passe à l'établissement Llupia, où elle prend quinze bains dans une période de dix-sept jours, et continue l'usage interne de l'eau minérale modifiée comme il a été dit ci-dessus. A son départ des thermes, amendement très notable au double point de vue de la dermatose et des symptômes relatifs aux fonctions utérines; guérison définitive l'année suivante, après une saison d'une quinzaine de jours aux Thermes Llupia.

SIXIÈME OBSERVATION.

Dartre furfuracée chronique , *Pityriasis rubra* , des jambes.
Guérison après deux saisons aux Thermes de Molitg.

E... P..., 22 ans, tempérament lymphatico-sanguin, constitution moyenne, sans profession.... Il a eu dans son enfance une teigne faveuse, contre laquelle on a employé une infinité de médications et qui n'a été définitivement guérie, vers l'âge de sept ans, qu'à l'aide de l'application de la calotte. Depuis lors, E... P... avait été sujet, par périodes plus ou moins éloignées, à des éruptions de nature herpétique, que les moyens externes avaient toujours suffi à faire rapidement disparaître. En 1849, la diathèse herpétique révèle de nouveau sa présence par une éruption de plaques nombreuses qui envahissent les extrémités inférieures ; mais cette fois la maladie est persistante et se montre rebelle à l'action de tous les agents thérapeutiques, tant externes qu'internes, qui lui sont opposés avec la plus grande persévérance. Quand E... P... se présente aux Thermes de Molitg, il a les genoux, les parties antérieure et externe des deux jambes, les coude-pieds, les régions dorsales des pieds et des orteils parsemés de plaques de diverse grandeur, de forme irrégulière, constituées par un tissu rouge, aride, âpre au toucher, dont l'épiderme s'exfolie et se convertit en matière pulvérulente ; les plaques sont, en général, assez peu sensibles, et ce n'est que sous l'influence d'une surexcitation générale ou locale qu'elles deviennent le siége d'une sensation de fourmillement ou de picotement qui va rarement jusqu'à la douleur.

Traitement : du 10 juin 1852 au 1er juillet, dix-huit bains aux Thermes Llupia, un litre d'eau minérale en boisson par jour, amendement très prononcé ; — deux autres médications hydro-minérales aux mêmes thermes, d'une durée de quinze à dix-huit jours chacune, amènent une guérison qui sera consolidée par quelques saisons que le malade se propose de faire ultérieurement à Molitg.

SEPTIÈME OBSERVATION.

Dartre furfuracée, *Pityriasis simplex*, datant de neuf mois, compliquée de rhumatisme et de dysménorrhée. — Guérison après un traitement thermal de quinze jours aux établissements de Molitg.

S... B..., 28 ans, tempérament lymphatico-sanguin, bonne constitution, a l'habitude de faire de fréquentes et longues excursions à la campagne ; soumise pendant une série de jours à l'action d'une température froide et humide, elle est bientôt après atteinte d'un rhumatisme vague apyrétique, de dysménorrhée et d'une éruption herpétique à la tête. La médication dirigée contre ces divers états morbides n'ayant pas eu d'effets bien prononcés, on conseille à S... B... l'usage des eaux de Molitg, où elle arrive le 20 juin 1851, dans l'état suivant : la peau du crâne, du front, des paupières et du pavillon des oreilles est le siége d'une sécrétion abondante et continuelle d'une matière d'un blanc sale qui se détache sous forme de furfure, elle est rude et raboteuse au front et aux oreilles, légèrement œdématiée aux paupières ; — menstruation difficile et insuffisante, accompagnée de douleurs utéralgiques qui s'irradient aux aines et à la région lombaire ; — douleurs erratiques aux diverses articulations et plus fréquentes aux extrémités inférieures ; légère enflure œdémateuse à la partie inférieure des jambes.

Durant les seize jours que S... B... passe aux Thermes de Molitg elle prend quinze bains à l'Établissement Massia, et trois verres par jour d'eau minérale en boisson ; elle fait usage simultanément de l'extrait d'aconit napel, à la dose de 20 centigram. dans les vingt-quatre heures ; sous l'influence de ce traitement, les douleurs rhumatismales s'atténuent et disparaissent ; le flux menstruel survenu pendant la médication hydro-minérale, qui n'a pas été interrompue, s'est accompli sans trop de souffrances, et sous le rapport de sa quantité, comme de sa composition, l'excrétion du sang a offert les conditions normales ; l'affection dartreuse, notablement amendée au moment où la malade quitte les Thermes, finit par disparaître entièrement quelques jours après son retour dans ses foyers.

HUITIÈME OBSERVATION.

Dartre furfuracée chronique, *Pityriasis simplex* des jambes.
Guérison après deux cures à Molitg.

E... M..., âgé de 20 ans, tempérament sanguin, constitution forte, ouvrier mécanicien, avait été sujet depuis son enfance à diverses éruptions herpétiques, qui avaient spontanément disparu et pour lesquelles il n'avait jamais cru devoir invoquer l'intervention de l'art.

Il y a trois ans la diathèse s'est traduite par la production, à chaque jambe, depuis le genou jusqu'aux malléoles, d'une plaque dartreuse, constituée par un tissu cutané sec et rugueux, fendillé aux genoux, et partout recouvert de la matière propre à cette forme pathologique. Les traitements divers suivis par E... M... n'ayant pas amené de résultat satisfaisant, il vient à Molitg dans le courant du mois de juin 1851. Il y passe une quinzaine de jours, pendant lesquels il prend quatorze bains aux Thermes Massia, un litre d'eau minérale par jour et quelques douches légères aux régions rotuliennes. Quand il quitte les Thermes, son mal est sensiblement atténué ; mais il ne disparaît définitivement que dans le courant du mois de juin suivant, à l'aide d'une médication hydro-minérale semblable à la précédente.

NEUVIÈME OBSERVATION.

Dartre furfuracée chronique, *Pityriasis* des pieds. — Guérison après trois saisons aux Établissements de Molitg.

J... G..., âgé de 19 ans, tempérament sanguin, bonne constitution, élève de l'École de Saint-Cyr, est atteint depuis quatre ans d'une affection dartreuse qui a son siége à la région dorsale de chaque pied et à la partie antérieure de son articulation avec la jambe. La peau de ces parties est raboteuse, légèrement injectée en quelques points, parsemée d'excoriations produites par le grattage, et de fentes transversales dans le sens du coude-pied ; elle est fréquemment le siége d'un sentiment d'ardeur et de prurit, et recouverte de furfures que le frottement enlève et qui se renouvellent sans cesse.

Après avoir employé en vain contre cette maladie divers agents thérapeutiques, parmi lesquels figurent les bains locaux et généraux émollients, les cataplasmes mucilagineux, le cérat soufré, les pommades de concombre, de goudron, etc., on prescrit à J... G... les Eaux sulfureuses de Molitg, où il se rend le 25 juillet 1852.

Seize jours de l'usage interne et externe du liquide minéral font disparaître la rougeur, les gerçures et le prurit; mais à cette amélioration succède, vers le commencement du printemps, une recrudescence qui ramène le mal à son état primitif. En 1853, J... G... fait à Molitg un second traitement thermal, qui est suivi des mêmes résultats; il revient aux Thermes en 1854, et il obtient cette fois une guérison durable.

DIXIÈME OBSERVATION.

Dartre furfuracée, *Pityriasis rubra* de la face. — Guérison après un traitement de quatorze jours aux Thermes de Molitg.

J... P..., âgé de 36 ans, tempérament lymphatico-sanguin, constitution bonne, journalier, est atteint depuis cinq mois d'une affection dartreuse à la face, contre laquelle il a employé les lotions émollientes et narcotiques, la pommade de limaçon et le cérat opiacé. Ces moyens n'ayant pas produit d'effet sensible, J... P... se rend aux Thermes de Molitg le 25 mai 1857, dans l'état suivant : la face est légèrement œdématiée et colorée d'une rougeur semblable à celle que laisse immédiatement après elle la guérison d'un vésicatoire, les paupières engorgées et les bords libres de ces organes agglutinés par une matière jaunâtre et gluante, résultat de la supersécrétion morbide des glandes de Meïbomius; quelques parties de la face sont recouvertes de la matière pulvérulente propre à la nature de cette dermatose.

Traitement thermal : 15 bains généraux aux Thermes Llupia, pris dans une période de seize jours; lotions fréquentes à la face avec le liquide minéral dans le courant de la journée; quatre verres par jour d'eau minérale en boisson. — Résultat : au départ du malade, disparition complète du prurit et de tous les autres symptômes, sauf un reste de coloration qui ne tarde pas à s'effacer.

ONZIÈME OBSERVATION.

Dartre furfuracée de la face, *Pityriasis rubra*. — Guérison après un traitement de dix-huit jours aux Thermes de Molitg.

S... A..., âgé de 15 ans, tempérament lymphatico-sanguin,
constitution bonne, a été pris, sans cause connue, il y a cinq
mois, d'une affection dartreuse à la face, accompagnée de phénomènes inflammatoires d'une grande intensité, et pour laquelle
on a fait usage des moyens qui constituent la méthode antiphlogistique, de purgatifs fréquemment répétés, de pommades sédatives et soufrées, de lotions avec l'eau de Goulard, etc., etc. Ces
moyens n'ayant pas eu d'effets prononcés, S... A... est envoyé
aux Thermes de Molitg, où il arrive le 25 mai 1854, dans l'état
suivant: la peau du visage, légèrement épaissie aux pommettes et
aux lèvres, est partout sèche, rouge et âpre au doigt; les bords
libres des lèvres sont fendillés et saignants, ce qui rend la mandu-
cation et l'exercice de la parole difficiles et fort douloureux;
presque partout des furfures fort peu adhérentes.

Traitement thermal : 18 bains aux Thermes Llupia, secondés
par l'usage interne de l'eau minérale, et par l'application pendant
la nuit de compresses imprégnées du même liquide, enlèvent tous
les symptômes de cette dermatose, moins un reste d'hypertrophie
de la pommette droite, qui finit par disparaître peu de temps
après que le malade a quitté les Thermes.

DOUZIÈME OBSERVATION.

Dartre furfuracée chronique, *Pityriasis nigra* de la face. — Guérison
après trois saisons consécutives aux Thermes de Molitg.

Un Espagnol, S... A..., âgé de 28 ans, d'un tempérament
lymphatico-sanguin, d'une constitution vigoureuse, exerçant la
profession de négociant, avait à la face, depuis trois ans, une

dartre furfuracée, contre laquelle il avait épuisé tous les moyens, tant rationnels qu'empiriques, qui lui avaient été indiqués. Il était d'autant plus affecté de son mal, qu'il avait imprimé à sa physionomie un stigmate des plus désagréables et lui interdisait la plupart des jouissances de la vie sociale. Toutes les parties de la face, les parties antérieures et latérales du cou étaient recouvertes d'une couche de matière pulvérulente d'un noir foncé, qui donnait à la figure du malade l'aspect d'un masque repoussant; le tissu sécréteur de ce produit morbide était rugueux, quelque peu hypertrophié, et le siége habituel d'une sensation de fourmillement, quelquefois de prurit.

De 1853 à 1854, S... A... a fait aux Thermes de Molitg trois saisons consécutives de vingt-quatre à vingt-cinq jours chacune; les deux premières ont eu pour résultat d'atténuer sensiblement la dermatose, et la troisième d'en faire disparaître définitivement tous les symptômes.

TREIZIÈME OBSERVATION.

Dartre furfuracée chronique, *Pityriasis simplex* des membres supérieurs. Guérison après trois saisons thermales aux Eaux de Molitg.

J... T..., âgé de 42 ans, tempérament sanguin, constitution forte, exerçant la profession d'agriculteur, est atteint depuis cinq ans d'une affection dartreuse, pour laquelle il a fait plusieurs traitements énergiques et recouru deux fois à un établissement d'eaux minérales sulfureuses. Quand il arrive à Molitg, j'observe aux coudes, à la partie externe des avant-bras, à la région dorsale des mains et des doigts des plaques de forme irrégulière, de deux à quatre centimètres de diamètre, formées par une peau sèche et raboteuse, offrant pour la plupart des bords plus rudes et plus élevés que le centre, et recouvertes d'une furfuration blanchâtre; elles sont souvent le siége d'un sentiment de démangeaison fort incommode.

Trois saisons de quinze à dix-huit jours chacune, que J... T...
a faites aux Thermes de Molitg en 1853, 1854 et 1855, produisent : les deux premières, une amélioration très prononcée, et
la dernière, une guérison qui s'est maintenue.

QUATORZIÈME OBSERVATION.

Dartre furfuracée chronique, *Pityriasis simplex* de la nuque et de la
région dorsale. — Guérison après deux traitements thermaux aux Établissements de Molitg.

A... L..., tempérament sanguin, constitution forte, exerçant
la profession d'agriculteur, est affecté depuis neuf ans d'une
dartre furfuracée qui a opiniâtrement résisté aux diverses médications et entr'autres à deux traitements thermaux dans une
station d'eaux minérales sulfureuses. Il avait à la nuque, à
la région dorsale, à la face externe des membres thoraciques et
dorsale des mains des plaques irrégulières et de grandeur diverse,
offrant par la nature de leurs produits morbides, et la lésion du
tissu qui les constitue, une grande analogie avec celles de
l'observation précédente.

Deux saisons faites à Molitg par A... L... : la première, du 20
juin 1852 au 6 juillet suivant, et la seconde, du 12 juin 1853
au 28 de ce mois, et pendant lesquelles il a fait usage de l'eau
minérale en bains, en douches et en boisson, ont produit : la
première, une atténuation sensible du mal, la seconde, une guérison durable.

QUINZIÈME OBSERVATION.

Dartre furfuracée chronique, *Pityriasis rubra*, de la face et des paupières, compliquée de gastro-entérite chronique. — Guérison à l'aide de
trois cures thermales.

B... M..., âgé de 35 ans, tempérament nervoso-sanguin,
constitution délabrée, menant une vie sédentaire, rapporte, à

titre de renseignements, que son père, qui est mort à un âge
avancé, avait été affecté pendant les dernières années de sa vie
d'une dartre sécrétante extrêmement rebelle; qu'il a trois frères
plus jeunes que lui, qui sont sujets, depuis leur jeune âge, à des
éruptions d'une dermatose analogue à celle dont leur auteur
avait été affligé. Quant à B... M..., il a vu survenir, à une époque fort reculée et qu'il ne peut déterminer d'une manière bien
précise, sur diverses parties de son corps et notamment au
visage, des éruptions de plaques de nature herpétique, irrégulières et de diverse grandeur, accompagnées d'un sentiment de
prurit des plus incommodes, et contre lesquelles, suivant les
expressions de B... M..., on a épuisé toutes les ressources de la
thérapeutique; les préparations mercurielles et arsénicales qu'on
n'a eu garde de négliger et dont le malade a fait usage, à diverses
reprises et pendant de longues périodes, loin d'amener une atténuation de sa dermatose, n'ont sans doute pas peu contribué à
l'affaiblissement de sa constitution et à la détérioration de sa
santé.

Lorsque B... M... arrive aux Thermes de Molitg, je constate
l'état suivant: les lèvres, le front, les pommettes et d'autres
parties du visage sont occupées par des plaques irrégulières,
offrant, quant à la lésion des parties de la peau qu'elles ont
envahies et à la nature de leurs produits morbides, les caractères
distinctifs de l'espèce pathologique précédemment désignée. Il y
a ici particulièrement à noter que le bord des paupières est le
siège d'une phlegmasie invétérée qui a profondément altéré la
contexture des cils, les a transformés en poils d'une extrême ténuité
dont quelques-uns déviés de leur plan naturel se dirigent vers le
globe de l'œil où ils déterminent une irritation et un larmoie-
ment continuel. Le menton, les joues et la lèvre supérieure sont
maculés de taches blanches, provenant du changement de couleur des poils implantés sur les points occupés par les plaques
dartreuses. La santé générale est dans les conditions les plus
fâcheuses; il y a affaissement des forces, il y a anorexie, digestions lentes et difficiles, coliques d'estomac, alternatives de cons-

tipation et de diarrhée, avec excrétion de matières glaireuses et parfois sanguinolentes, mouvement fébrile, amaigrissement, incessantes préoccupations du malade sur la ténacité et les conséquences de la cruelle affection qui torture son existence et dont il n'ose pas entrevoir la guérison, même dans un avenir lointain.

Premier traitement de B... M... aux Thermes de Molitg, du 11 juin 1853 au 5 juillet suivant : 22 bains généraux additionnés de colle de Flandre, à l'établissement Llupia; ingestion d'eau minérale coupée avec le lait et édulcorée avec le sirop de pavots, dont la dose est progressivement augmentée depuis quatre demi-verres chaque matin, jusqu'à quatre verres entiers; moyens employés contre le trichiasis, arrachement des poils dirigés contre le globe oculaire et cautérisation des bulbes.

Sous l'influence de ce traitement, l'appétit renaît, les digestions et les excrétions alvines se régularisent, les forces se relèvent, la lésion locale s'améliore d'une manière très sensible, et quand il quitte les thermes, B... M... témoigne hautement sa satisfaction sur l'heureux changement survenu dans son état; toutefois sa guérison définitive n'a été obtenue qu'à l'aide de deux traitements subséquents aux mêmes thermes où B... M... est revenu en 1854 et 1855.

Une quatrième saison d'une quinzaine de jours faite par B... M... en 1856, n'a eu d'autre but que de consolider sa guérison et de prévenir une récidive éventuelle.

SEIZIÈME OBSERVATION.

Affection dartreuse constitutionnelle, *Pityriasis* rebelle, siégeant aux deux jarrets; — coexistence d'une habitude de mouvements fluxionnaires à la poitrine et d'une affection d'entrailles donnant lieu aux phénomènes de l'hypocondrie. — Guérison de ces divers états morbides à la suite de deux cures aux eaux de Molitg.

J... T..., âgé de 25 ans, tempérament lymphatique, constitution débile, sans profession, vint aux Thermes de Molitg, dans le courant du mois de juin 1851, pour une affection dartreuse, qu'il fait remonter à six ans de date, et pour laquelle il dit avoir fait inutilement beaucoup de remèdes; ce sont deux plaques irré-gulières, occupant toute l'étendue des régions poplitées, recou-vertes d'une matière pulvérulente d'un blanc sale, sécrétée par une peau rugueuse, un peu épaissie, légèrement injectée, et par-semée d'érosions et de gerçures transversales.

A titre de circonstances anamnestiques, J... T... énonce que son père, dans les dernières périodes de son existence, avait eu fort à souffrir d'une affection dartreuse dont il n'avait pu se débarrasser jamais; que cette affection avait, à la longue, dégé-néré en ulcères sordides et rongeants et s'était enfin portée dans la poitrine où elle avait produit les accidents de l'asthme, dont la violence progressivement croissante avait fini par amener sa mort prématurée; que ses frères et sœurs, au nombre de cinq, offraient tous, à des degrés plus ou moins intenses, diver-ses manifestations du vice dartreux; que lui-même, à peine entré dans la vie, avait été atteint d'une dermatose grave, tenace, dont il n'avait été délivré qu'à une époque voisine de celle de sa puberté, et qui avait laissé aux lieux de son siége (cuir chevelu), des stigmates que le temps n'avait pas effacés.

Il ajoute qu'il est sujet à des rhumes de longue durée, accom-pagnés de quintes de toux très fatigantes, qui ne disparaissent que sous l'influence des révulsifs appliqués sur les parois de la poitrine et des préparations opiacées; que ses digestions se font mal, sont accompagnées d'éructations, de flatuosités, de douleurs d'entrailles, etc.

J... T... est obsédé par le souvenir des infirmités et des souf-frances qui ont marqué les derniers temps de la vie de son père, et cette image importune exalte son imagination et produit sur ses facultés intellectuelles et affectives la plupart des anomalies qui caractérisent l'espèce de névrose connue sous le nom d'hy-pocondrie. J... T... est vivement affecté de son mal, il s'en préoccupe sans cesse, il lui attribue une gravité qui semble ne pas être actuellement en rapport avec son degré d'intensité et le peu de gêne qu'il lui occasionne. L'avenir se montre à ses yeux sous les auspices les plus sinistres. « Il n'ignore pas, dit-il, que sa maladie, funeste héritage qui lui a été légué par son père, reconnaît pour cause un vice du sang et des humeurs ; qu'elle n'en est encore qu'à son début, et il ne prévoit que trop le sort déplorable qui lui est réservé, quand plus tard elle en viendra à déployer les rigueurs et l'intensité qui signalent les dernières phases de son évolution. A l'entendre, pour lui il n'y aurait point de remède possible, parce que sa maladie est innée, parce qu'elle fait partie intégrante de son être, et que dans les cas de cette nature la science est désarmée et l'art est impuissant ; les eaux de Molitg seront inefficaces comme celles de toutes les autres stations thermales qu'il a visitées, et s'il est venu faire un essai de ces sources, ce n'est que par déférence pour son docteur qui mérite toute sa reconnaissance, pour les soins qu'il lui a prodigués depuis son jeune âge jusqu'à la période actuelle de sa vie. »

C'est dans ces dispositions morales si défavorables que J... T... commence la médication hydro-minérale, le 12 juin 1851, d'après le mode suivant : un bain général par jour aux sources Llupia ; trois verres d'eau minérale coupée avec la décoction d'orge et édulcorée avec le sirop d'écorces d'oranges. Onctions sur les plaques dartreuses avec la pommade de concombre additionnée de goudron végétal, de fleurs de soufre et d'extrait de belladone.

J... T... doit chercher les distractions, faire des promenades en voiture par le beau temps, etc.

Sous l'influence de ce traitement, qui est continué pendant la durée de trente jours, l'état du malade se modifie de la manière la plus avantageuse : les plaques dartreuses dérougissent, les gerçures s'effacent, la peau s'assouplit, les mouvements de la progression s'accomplissent sans gêne aucune ; l'appétit se réveille, et les phénomènes résultant de la névrose des viscères abdominaux sont notablement atténués ; une transformation non moins heureuse s'opère dans le moral du malade qui désormais ne révoque plus en doute les bienfaits et la puissance de l'art, qui espère enfin trouver dans l'emploi des eaux de Molitg, qu'il se promet bien de reprendre en temps utile et opportun, la rénovation de son organisme vicié, et par suite la disparition définitive d'un mal qui naguère encore lui apparaissait comme marqué fatalement au coin de l'incurabilité.

A son retour aux Thermes, au mois de juin de l'année suivante, on constate la persistance de l'amélioration des plaques dartreuses, lesquelles finissent par s'effacer entièrement à la suite de cette seconde cure. J... T... déclare d'ailleurs n'avoir qu'à se louer de son état général de santé depuis son départ de Molitg, et n'avoir pas souffert de la poitrine, même aux époques correspondantes à celles de ses rhumes habituels, si violents et si tenaces.

En 1853 et 1854, J... T... revient encore aux Thermes, mais en vue seulement de consolider sa guérison, qui pourra être durable s'il persévère dans le genre de vie qu'il suit depuis quatre ans, et dont l'expérience lui a fait connaître suffisamment les avantages.

DIX-SEPTIÈME OBSERVATION.

Pityriasis rubra, compliquée de chlorose, guérie à l'aide d'une médication par les Eaux de Molitg, combinées avec les ferrugineux.

A... S..., âgée de 22 ans, tempérament lymphatico-nerveux, constitution moyenne, menant une vie sédentaire, arrive à Molitg-les-Bains le 4 juillet 1848, dans les conditions suivantes : pâleur verdâtre de la peau, blancheur de la conjonctive, inappétence et digestions lentes et pénibles, aberration du goût, fréquence et petitesse du pouls, palpitations, gène de la respiration, lassitudes spontanées, tristesse, bruit de diable aux carotides, flux menstruel très irrégulier, avec excrétion d'un sang pâle et peu consistant ; —plaques irrégulières portant les caractères du *pityriasis rubra* disséminées sur les membres thoraciques, la nuque et le tronc. Les bains généraux émollients de Barèges artificiels, deux médications à une station d'eau minérales, les ferrugineux administrés à plusieurs reprises et sous diverses formes, les dépuratifs, etc., n'ont eu jusqu'à ce jour d'autre résultat que d'atténuer temporairement l'intensité de cet état morbide complexe, dont la malade fait remonter le début à quatre ou cinq ans.

Traitement suivi par cette malade aux Thermes de Molitg : chaque jour, un bain général aux sources Massia ; intérieurement, trois verres d'un mélange d'eau minérale et de lait, légèrement édulcoré avec le sirop ferreux de Dussourd ; la nuit, un verre d'eau sucrée, dans laquelle on incorpore une cuillerée à café de sirop d'acétate de morphine. Cette médication, qui est continuée sans interruption pendant la durée de dix-huit jours, ne tarde pas à révéler son influence bienfaisante sur l'état de la malade ; son teint reprend la couleur de l'état de santé ; un appétit plus naturel et plus prononcé remplace l'anorexie et le goût dépravé ; le flux menstruel qui survient le onzième jour de la médication hydrominérale s'accomplit régulièrement et donne lieu à l'excrétion d'un sang plus coloré et moins aqueux ; l'humeur redevient joviale, et les forces se sont relevées au point, que la veille de son départ des Thermes la malade se joint à une escouade de baigneurs qui vont faire une longue excursion dans les environs pittoresques et accidentés de Molitg-les-Bains.

A son départ, disparition complète de tous les phénomènes de la chlorose ; l'affection de la peau, sensiblement amortie, s'efface d'une manière définitive quelques semaines après la cure thermale.

DIX-HUITIÈME OBSERVATION.

Dartre squammeuse, *Psoriasis nummularia*.—Guérison obtenue par deux traitements aux Thermes de Molitg.

M... D..., 25 ans, tempérament sanguin, constitution bonne, a été pris, il y a quatre à cinq mois, d'une dermatose qui a successivement envahi la plus grande surface du tissu dermoïde, et qui a été peu favorablement modifiée par les agents thérapeutiques

8

qu'on lui a opposés. Arrivé à Molitg dans le courant du mois de septembre 1848, M... D... offre à mon observation les particularités suivantes : sur la plus grande partie du cuir chevelu et des autres parties du corps, plaques nombreuses, irrégulièrement configurées, et variant, quant au diamètre, depuis celui d'une lentille jusqu'à celui d'une pièce de cinq francs, formées par un derme légèrement injecté, un peu rugueux et recouvert de petites écailles d'un blanc sale, qui s'enlèvent par le frottement et ne tardent pas à se renouveler ; elles sont le siége de démangeaisons qui sont sujettes à s'exaspérer par toutes les causes d'excitation qui viennent à impressionner l'organisme du malade.

Seize bains généraux pris à l'Établissement Llupia, secondés par l'usage intérieur de l'eau minérale, suppriment tous les symptômes de cette dermatose jusqu'au commencement du printemps suivant, époque où se produit une récidive, pour laquelle M... D... fait aux Thermes de Molitg une seconde saison, qui est suivie d'une guérison durable.

DIX-NEUVIÈME OBSERVATION.

Dartre squammeuse, *Psoriasis guttata*, guérie par une médication aux Thermes de Molitg.

J... B..., âgé de 18 ans, tempérament sanguin, constitution bonne, a vu surgir, il y a cinq ou six mois, sur diverses parties de son corps et notamment aux membres thoraciques et à la région dorsale, des plaques légèrement colorées en rouge, de diverses dimensions, mais dont les plus grandes ne dépassent pas le diamètre d'une pièce de cinquante centimes, surmontées de petites écailles, dont les unes sont adhérentes et les autres se détachent par le frottement avec la plus grande facilité. Après avoir inutilement employé contre cette maladie les sangsues, les bains généraux émollients, les Bains de Barèges artificiels, les purgations, les dépuratifs, le cérat soufré et divers autres topiques, J... B... se décide, conformément aux conseils de l'homme de l'art qui lui a donné ses soins, à venir réclamer les bienfaits des eaux de Molitg, où il arrive dans le quinzième jour du mois de juin 1848.

Soumis immédiatement après son arrivée à l'usage interne et externe des eaux de l'Établissement Llupia, J... B... a vu totalement disparaître avant la fin de son traitement, qu'il a continué jusqu'au 10 juillet, tous les symptômes de sa maladie, qui ne s'est pas reproduite.

VINGTIÈME OBSERVATION.

Dartre squammeuse, *Psoriasis inveterata.*—Guérison après trois saisons aux Établissements de Molitg.

P... T..., 38 ans, tempérament sanguin, constitution bonne, exerçant la profession de tailleur, est affecté d'une maladie dartreuse, dont l'origine remonte, d'après les renseignements qu'il donne, à cinq ou six ans. Peu satisfait des nombreux traitements par lesquels on a cherché à combattre sa maladie, P... T... se conforme au conseil qu'on lui donne d'essayer les eaux minérales de Molitg. Arrivé aux Thermes le 1er juillet 1849, il offre à mon observation les particularités suivantes : sur toute la surface cutanée du tronc et des membres thoraciques, larges plaques, caractérisées par des écailles sèches, dures, épaisses et grisâtres ; le derme sous-jacent est épaissi, rude, tendu, parsemé de gerçures ; sentiment de fourmillement et parfois de démangeaison des plus incommodes.

P... T... fait un traitement d'une durée de dix-huit jours, pendant lesquels il prend 22 bains et un litre par jour d'eau minérale en boisson ; il obtient une notable amélioration. Trois saisons subséquentes faites par P... T... ont pour résultat : la première d'effacer tous les phénomènes de sa maladie, et les deux dernières de prévenir une récidive.

VINGT ET UNIÈME OBSERVATION.

Dartre squammeuse, *Psoriasis diffusa*, compliquée de lésion grave des organes de la vision, guérie en trois saisons aux Thermes de Molitg.

Dans le courant du mois de juillet 1849, un Espagnol, S... B.,., se présente à ma consultation, et m'offre à considérer : 32 ans d'age, tempérament bilioso-sanguin, constitution moyenne, exerçant la profession de chirurgien, issu de parents dartreux; membres thoraciques recouverts d'une croûte épaisse, formée par une accumulation de lamelles écailleuses, superposées les unes aux autres, dont les plus superficielles sont d'un gris sale et tombent facilement par le grattage, tandis que les autres présentent l'aspect d'une large couche de plâtre et adhèrent fortement au tissu sous-jacent; celui-ci est épais, rugueux, coloré d'un rouge vif, sillonné aux plis des coudes et à la région palmaire de la main et des doigts de fentes douloureuses qui empêchent le mouvement d'extension; moral vivement affecté, appréhensions incessantes du malade sur les conséquences de son affection, qu'il considère comme inguérissable; inefficacité absolue des nombreux traitements dirigés jusque-là contre cette affection cutanée, dont le début remonte à une époque infiniment reculée.

S... P... fait un traitement de 25 jours aux Thermes Llupia; il prend, pendant cette période, trente bains et un litre par jour d'eau minérale en boisson. Quand il quitte les thermes, son état s'est tellement amendé que S... P... ne désespère plus de sa guérison, qu'il parvient enfin à obtenir d'une manière définitive après trois autres saisons subséquentes aux mêmes thermes.

VINGT-DEUXIÈME OBSERVATION.

Dartre squammeuse, *Psoriasis*, guérie après une saison de quinze jours aux Thermes de Molitg.

A... F..., âgé de 18 ans, tempérament lymphatico-sanguin, constitution moyenne, est atteint depuis deux ans d'une affection dartreuse pour laquelle il dit avoir fait un grand nombre de remèdes qui ne l'ont pas empêchée de suivre sa marche envahissante. A son arrivée à Molitg, je constate l'état suivant : diverses parties de son corps et principalement la partie postérieure du tronc sont envahies par des plaques assez régulièrement arrondies qui varient, pour la dimension, depuis un à deux centimètres jusqu'à quatre ou cinq ; elles sont formées par une accumulation de pellicules squammeuses dont les unes sont minces et d'un blanc nacré et les autres épaisses et de la couleur du mortier ; les portions de la peau qu'elle recouvrent sont rouges, épaissies et comme mamelonnées. Ordinairement peu sensibles, elles ne deviennent le siége d'un sentiment de prurit incommode qu'alors que le malade est sous le coup d'une surexcitation générale.

Du 1er au 16 septembre 1851, A... F... a pris 22 bains généraux aux Thermes Massia, et trois verres par jour d'eau minérale en boisson. A son départ des établissements, on constate un amendement des plus sensibles, précurseur d'une guérison durable qui a lieu quelques semaines après le retour de A... F... dans ses foyers.

VINGT-TROISIÈME OBSERVATION.

Dartre squammeuse chronique, *Psoriasis inveterata* des parties sexuelles, guérie à l'aide de trois médications aux établissements de Molitg.

B... G..., âgé de 42 ans, tempérament lymphatico-sanguin, constitution vigoureuse, exerçant la profession de cordonnier, vient invoquer les bienfaits des eaux minérales de Molitg dans le courant du mois de juillet 1853, pour une affection herpétique dont l'origine, au dire de ce malade, remonterait à quatorze ou quinze ans. Quand il se présente à mon examen, j'observe : la peau du périnée, de la partie interne et supérieure des cuisses, du scrotum et de la verge, recouverte de squammes épaisses, jaunâtres, adhérentes et laissant voir après leur chute un derme empâté et d'un rouge violet ; la peau du scrotum et du pli des cuisses sillonnée de profondes gerçures, d'où s'exhale un liquide ichoreux et fétide; les renseignements vagues fournis par le malade ne permettent pas de spécifier la nature des moyens thérapeutiques précédemment employés pour combattre son affection.

B... G... fait aux Thermes de Molitg quatre traitements successifs de vingt à vingt-quatre jours de durée et dans lesquels l'eau minérale a été administrée sous forme de bains généraux, de bains locaux et de boisson; ces quatre médications, qui ont été faites à une année de distance l'une de l'autre, ont eu pour résultat : les trois premières, une disparition temporaire des phénomèmes morbides; la quatrième, une guérison définitive.

VINGT-QUATRIÈME OBSERVATION.

Dartre squammeuse, *Psoriasis inveterata*, de nature présumée vénérienne, guérie à l'aide de deux médications aux Thermes de Molitg.

G... S..., âgé de 37 ans, tempérament lymphatico-sanguin, constitution bonne, exerçant la profession de menuisier; il a contracté, il y a cinq ou six ans, une blennorrhagie virulente, pour laquelle il a fait usage du baume de copahu et de la liqueur de Vanswiéten; sous l'influence de ce traitement l'écoulement ne tarda pas à se supprimer, mais bientôt après G... S... est atteint simultanément d'une orchite du côté droit et d'une éruption de plaques d'apparence dartreuse sur la partie interne des cuisses, le scrotum et la verge. Une médication anti-phlogistique et résolutive fait disparaître l'engorgement inflammatoire de cet organe, mais l'exanthème persiste malgré les traitements nombreux et variés dont on a fait usage pour le combattre.

Quand G... S... se présente à mon examen, je constate l'état suivant : la peau de la verge et des bourses engorgée, rouge, dense et recouverte de squammes minces et jaunâtres qui se détachent par le frottement, le repli membraneux qui constitue le prépuce est excessivement allongé, d'une dureté comme cartilagineuse et intérieurement sillonné de fissures d'où suinte un liquide ichoreux fétide et qui font horriblement souffrir le malade dans les moments de l'exonération des urines.

À dater du 12 juillet 1856, G... S... est soumis à la médication suivante : cinq verres chaque matin d'eau minérale en boisson, un bain général et plusieurs bains locaux de la source Llupia nº 1, 40 centigrammes d'iodure de potassium dissous dans le sirop de saponaire, à prendre en deux doses dans le courant de la journée, onctions avec une pommade de goudron. Ce traitement est continué sans interruption pendant une période de vingt et un jours, elle produit une amélioration des plus sensibles qui persiste jusqu'au mois de juillet de l'année suivante, époque où G... S... revient à Molitg, pour y faire un second traitement qui a pour effet de faire disparaître tous les symptômes, moins un reste de dureté du prolongement préputial.

VINGT-CINQUIÈME OBSERVATION.

Dartre squammeuse, *Psoriasis inveterata* des régions dorsale et lombaire ; amendement après une cure thermale.

D... L...., âgé de 52 ans, tempérament nerveux, constitution moyenne, menant une vie sédentaire, déclare avoir eu dans le temps plusieurs gonorrhées qui ont été traitées par les émissions sanguines, le baume de copahu, le poivre cubèbe et les frictions avec la pommade mercurielle ; que peu de temps après avoir contracté la dernière, et avant que les accidents inflammatoires qui l'accompagnaient fussent entièrement tombés, il avait été pris, sur la partie postérieure du tronc, d'une éruption de plaques dartreuses qui, dès le principe, étaient le siége d'un sentiment de chaleur ardente et de prurit qui lui laissaient peu d'instants de repos, tant pendant le jour que pendant la nuit ; qu'on avait opposé à cette maladie, dont il fait remonter l'origine à une époque reculée (dix à onze ans), diverses méthodes curatives et une infinité de remèdes qui, tous, s'étaient montrés d'une inefficacité désespérante ; qu'en désespoir de cause il vient à Molitg, d'après le conseil d'une personne qui est étrangère à l'art de guérir, mais qui se prétend personnellement autorisée à proclamer les puissantes vertus des eaux de cette localité dans la cure des maladies de la peau.

L'examen que je fais de son mal me fait reconnaître une affection dont les phénomènes extérieurs ont la plus grande analogie avec ceux qui sont énoncés dans la 21e observation. Toutefois chez D... L... on observe dans les espaces qui séparent les plaques dartreuses de nombreuses excoriations produites par les ongles du malade qui se gratte avec une sorte de fureur, quand par suite d'une excitation quelconque la sensation de démangeaison et de prurit vient à s'exalter chez lui au point de déterminer comme une sorte de crise incoercible.

Une médication aux Thermes Llupia, d'une durée de vingt et un jours, pendant lesquels il prend dix-huit bains généraux, deux verres par jour d'eau minérale en boisson et quatre pilules d'extrait d'aconit napel, amène un amendement notable qui est le précurseur d'une guérison définitive survenue peu de temps après le départ de D... L... des établissements de Molitg.

VINGT-SIXIÈME OBSERVATION.

Dartre squammeuse, *Psoriasis inveterata*, des parties génitales et de l'anus. — Guérison après trois cures aux Thermes de Molitg.

E... C..., âgée de 31 ans, tempérament nerveux, constitution débile, exerçant la profession de couturière, dit n'avoir jamais fait de maladie, avoir été excessivement robuste et joui de la santé la plus florissante jusqu'à l'âge de 25 ans ; qu'à cette époque de sa vie, par suite de contrariétés de toute espèce et d'émotions pénibles occasionnées par des malheurs de famille, elle avait été prise d'une fièvre typhoïde dans le courant de laquelle on lui avait posé force sangsues et qui avait marché vers la solution avec une lenteur extrême ; qu'à peine était-elle convalescence de cette longue maladie, qu'il lui était survenu aux environs de l'anus et des parties génitales, une éruption de nature dartreuse, pour laquelle elle avait fait inutilement beaucoup de remèdes et fréquenté, à diverses reprises, une station d'eaux minérales sulfureuses.

L'examen dont elle est l'objet offre à mon observation : plaque dartreuse occupant le périnée, la partie interne et supérieure des cuisses, les grandes lèvres, la marge de l'anus et la partie inférieure de la muqueuse rectale, caractérisée par des squammes minces, jaunâtres, adhérentes, appliquées à un tissu dermoïde rouge, rugueux, empâté, çà et là excorié, la muqueuse de l'anus d'un rouge violacé et sillonnée par des fissures longitudinales qui rendent la défécation extrêmement pénible et douloureuse; picotement fréquent et sensation d'ardeur dans l'intérieur du rectum; menstruation irrégulière, mouvement fébrile avec exacerbations nocturnes, affaissement des forces, dépérissement bien marqué.

E... C... est soumise au traitement suivant : eau minérale coupée avec le lait et édulcorée avec le sirop de fleurs d'oranger, deux à quatre verres à prendre dans la journée, un bain général par jour aux Thermes Llupia; usage simultané d'un mélange de seigle ergoté et de poudre de digitale; onctions sur la dartre avec une pommade dans laquelle on a incorporé de la fleur de soufre, du goudron végétal et de l'extrait de belladone; des quarts de lavements mucilagineux dans lesquels on a introduit quelques gouttes de teinture de castor. Sous l'influence de ce traitement continué pendant dix-huit jours, l'état de E... C... se modifie de la manière la plus avantageuse, au point de vue de la santé générale et de la lésion locale, ses forces se sont relevées, son teint s'est coloré, les picotements et le sentiment d'ardeur qu'elle éprouvait dans l'intérieur du rectum ont presque disparu, les fissures de l'anus se sont cicatrisées, etc. E... C... fait consécutivement deux médications semblables qui ont pour effet : la première de faire disparaître jusqu'aux plus légères traces de sa dermatose, et la dernière de consolider la guérison.

VINGT-SEPTIÈME OBSERVATION.

Dartre squammeuse chronique, *Psoriasis inveterata* des mains, guérie
après deux traitements aux établissements de Molitg.

G... D..., âgé de 35 ans, tempérament bilioso-sanguin, bonne
constitution, exerçant la profession de tonnelier, est atteint
depuis quatre ou cinq ans d'une dermatose qui s'offre à mon
examen avec les caractères suivants : le derme qui tapisse la
paume des mains et la face palmaire des doigts est fortement hypertrophié, raide, sec comme du parchemin, recouvert d'écailles
dures et épaisses, sillonné dans la direction des plis naturels de la
peau de gerçures saignantes et douloureuses. Les bains généraux
et locaux, les lotions et cataplasmes émollients, la pommade de
concombre, la pommade au calomel, le cérat soufré, belladoné ;
deux saisons à une station d'eaux minérales sulfureuses, les
dépuratifs, avaient été inutilement employés contre cette maladie.

Arrivé à Molitg le 10 juin 1856, G... D... commence immédiatement le traitement thermal de la manière suivante : un bain
général et un litre d'eau minérale en boisson par jour ; immersions fréquentes et prolongées des mains dans le liquide médicamenteux ; dans l'intervalle des immersions, onctions sur les
surfaces malades d'une pommade soufrée et goudronnée. Cette
médication continuée pendant vingt-huit jours produit une modification des plus avantageuses qui se continue jusqu'au mois
de mai de l'année suivante, époque où G... D... vient faire un
second traitement dont le résultat est une guérison durable.

VINGT-HUITIÈME OBSERVATION.

Dartre squammeuse, *Psoriasis inveterata* des mains, guérie à l'aide
de deux médications aux établissements de Molitg.

J... G..., âgé de 26 ans, tempérament sanguin, bonne constitution, exerçant la profession d'agriculteur, vient à Molitg dans

le courant du mois de septembre 1857, à l'effet d'y suivre un traitement pour une affection dartreuse qui occupe, depuis dix-huit à vingt mois, la paume des mains et qui a résisté jusqu'à ce jour à tous les moyens de traitement par lesquels on a essayé de le faire disparaître. C'est une plaque de forme circulaire, de cinq ou six centimètres de diamètre, à bords légèrement proéminents, constitué par un tissu dense, épais, rugueux, partagé à droite, en deux moitiés presque égales, par une crevasse profonde, remplie d'une croûte noirâtre formée par du sang coagulé, recouverte sur les autres parties de squammes épaisses et consistantes.

Deux traitements consécutifs de quinze à dix-huit jours de durée, aux Thermes Llupia, produisent : le premier une sensible amélioration, le second une guérison qui ne s'est pas démentie.

VINGT-NEUVIÈME OBSERVATION.

Dartre squammeuse, *Psoriasis inveterata* des jambes, guérie à l'aide de trois médications par les eaux minérales de Molitg.

H... M..., âgé de 28 ans, tempérament sanguin, bonne constitution, commis-voyageur, a eu, à l'âge de 20 ans, une blennorrhagie, qui fut traitée par le baume de copahu et les injections astringentes, et dont il conserve encore quelques traces (la muqueuse de l'urètre, notamment à la fosse naviculaire, est d'une sensibilité exquise, et sécrète constamment ce liquide légèrement coloré qui caractérise ce qu'on appelle vulgairement la goutte militaire). Cette phlegmasie était à peine arrivée à la fin de sa seconde période, que H... M... vit ses deux jambes envahies par une éruption de plaques dartreuses, qui s'est montrée réfractaire, jusqu'à ce jour, à tous les moyens de l'art à l'aide desquels on a cherché à la combattre et qui se présente aujourd'hui, 20 juin 1854, avec les caractères suivants : le tissu cutané des deux jambes, de la région dorsale des pieds et des orteils, recouvert d'une couche épaisse de furfures d'un jaune foncé, plus ou moins adhérente, suivant l'époque plus ou moins reculée de sa formation ; le derme qui la sécrète est rouge, engorgé, luisant, et le siége presque constant d'un sentiment d'ardeur et de prurit ; on le voit légèrement fendillé aux coude-pieds et aux interstices des orteils.

H... M... fait quatre traitements consécutifs aux Thermes de Molitg, lesquels produisent les résultats suivants, savoir : le premier, une amélioration suivie de recrudescence dans le courant du mois de décembre suivant ; le second, une amélioration plus prononcée à laquelle succède encore une recrudescence moins vive ; le troisième, une guérison qui paraît être définitive puisqu'elle persiste encore lorsqu'une année après H... M... revient à Molitg pour y faire sa quatrième saison destinée à prévenir une récidive éventuelle.

TRENTIÈME OBSERVATION.

Psoriasis inveterata des jambes, dartre squammeuse lichénoïde d'Alibert, guérie à l'aide de deux médications par les eaux minérales de Molitg.

A... J..., âgé de 56 ans, tempérament lymphatico-sanguin, constitution vigoureuse, exerçant la profession de cultivateur, se rend aux Thermes de Molitg, dans le courant du mois de juillet 1849, à l'occasion d'une dermatose dont il est affecté depuis sept à huit ans, et contre laquelle sont venus échouer la longue série de remèdes, tant empiriques que rationnels, par lesquels on a cherché à la combattre avec une infatigable persévérance.

Quand A... J... se présente à ma consultation, je constate : depuis la réunion du tiers supérieur des cuisses avec le tiers moyen jusqu'à la partie inférieure des jambes, le tissu cutané des deux membres est dur, rugueux, hypertrophié ; les régions poplitées sont sillonnées de gerçures profondes d'où suinte un mélange de sang et de matière sanieuse qui se concrète et se convertit en croûtes noirâtres ; la partie inférieure des jambes est fort épaisse et déformée par des tumeurs mal circonscrites et d'inégale grosseur qui sont formées par la peau et le tissu cellulaire sous-jacent ; ces larges plaques sont recouvertes, dans la plus grande partie de leur étendue, d'une couche épaisse d'écailles d'un brun foncé qui donnent aux deux membres quelque ressemblance avec l'écorce d'un vieux chêne.

A... J... est mis à l'usage des sources Llupia, il prend un bain général par jour, trois verres d'eau minérale chaque matin, et deux heures après son dernier repas, une cuillerée de sirop de saponaire dans lequel on a incorporé la solution de Péarson ; toutes les nuits les croûtes recouvertes d'une couche légère de pommade goudronnée, belladonée. Ce traitement, continué pendant vingt-deux jours, amène une amélioration des plus prononcées qui persiste jusqu'au mois de juin de l'année suivante, époque où A... J... revient à Molitg pour y faire un second traitement qui est suivi de guérison.

TRENTE-UNIÈME OBSERVATION.

Dartre squammeuse, *Psoriasis inveterata* présumée de nature siphilitique, guérie à l'aide de deux traitements par les Eaux minérales de Molitg.

E... D..., âgé de 33 ans, tempérament lymphatico-sanguin, constitution moyenne, exerçant la profession de tailleur de pierre, vient réclamer, dans le courant du mois de septembre 1852, les bienfaits des eaux minérales de Molitg pour une dermatose très invétérée, contre laquelle les moyens de l'art n'ont produit, jusqu'à ce jour, aucune action appréciable. C'est une vaste plaque irrégulière, occupant la plus grande partie de la face postérieure du tronc, depuis le niveau des angles inférieurs des omoplates jusqu'à la marge de l'anus, constituée par un derme raboteux, rouge, empâté dans certains endroits, et recouvert d'une croûte jaunâtre formée de squammes épaisses, qui se détachent et se renouvellent avec une abondance telle, que les vêtements et le lit du malade en sont recouverts.

De ce fait énoncé par E... D..., que sa dermatose a succédé à une blennorragie virulente, qu'il contracta il y a cinq ans, et qui fut combattue par le baume de copahu et un certain nombre de pilules dont il ne peut.spécifier la nature, déduisant cette hypothèse que la diathèse siphilitique pourrait ne pas être étrangère à la production et à la ténacité de sa maladie, je crois devoir ainsi modifier la médication hydro-minérale :

Un bain général et trois verres d'eau minérale en boisson par jour ; 35 centigrammes d'hydriotate de potasse à prendre une heure avant de commencer le traitement thermal, et une dose égale deux heures après le dernier repas ; onctions sur la partie malade et pendant l'intervalle des bains, avec une pommade composée d'un mélange de cérat et de pommade d'hydriotate de potasse.

Ce traitement, continué pendant dix-huit jours, détermine un amendement tellement sensible qu'il y a lieu de pronostiquer une guérison sur place et pas trop lointaine, si E... D... peut prolonger encore quelque temps son séjour aux Thermes ; mais ses affaires le réclamaient ailleurs, et l'année suivante il revient faire une saison de douze jours, qui a pour résultat d'effacer les derniers vestiges de son mal.

TRENTE-DEUXIÈME OBSERVATION.

Dartre squammeuse, *Psoriasis inveterata*, siégeant aux pieds, guérie à l'aide de deux médications par les Eaux minérales de Molitg.

P... S..., âgé de 22 ans, tempérament lymphatique, constitution moyenne, exerçant la profession de menuisier, vient à Molitg-les-Bains le 12 du mois de septembre 1849, pour une dermatose qui date de deux ans, et qui a été traitée jusqu'à ce jour sans résultat sensible par les bains émollients, les fomentations et cataplasmes mucilagineux, les pommades au soufre, au goudron, les dépuratifs et une médication à un autre établissement d'eaux minérales sulfureuses. Elle est constituée par deux plaques dartreuses, dont chacune occupe toute la face dorsale des pieds et des orteils, se propage dans les interstices de ces derniers et doit être rapprochée, par l'altération de la peau et la nature de la matière sécrétée, de celles qui sont précédemment décrites. Toutefois, un phénomène qui lui est particulier, c'est qu'il existe dans les espaces qui séparent les orteils, des gerçures excessivement douloureuses, surtout pendant les mouvements de la progression, et sécrétant une matière ichoreuse, parfois sanguinolente, et d'une fétidité repoussante.

Traitement thermal : 24 bains généraux aux Sources Llupia ; quatre verres par jour d'eau minérale en boisson ; onctions des plaques dartreuses et des plaies avec une pommade au goudron et à la belladone. Résultat de ce traitement : amélioration très sensible à laquelle succède, vers le mois de janvier suivant, une recrudescence, qui est enlevée plus tard par une saison d'une quinzaine de jours faite dans le mois de juin.

TRENTE-TROISIÈME OBSERVATION.

Dartre squammeuse chronique, *Psoriasis inveterata* des mains, guérie à l'aide de deux traitements par les Eaux minérales de Molitg.

E... B..., âgé de 26 ans, tempérament nerveux, constitution moyenne, commis voyageur, vint à Molitg-les-Bains, le 15 août 1859, pour une dermatose dont il est affecté depuis trois ans, qui a opiniâtrement résisté à divers moyens de traitement, et entr'autres à deux médications qu'il a faites à une station d'eaux minérales sulfureuses, aux purgatifs salins, à l'usage intérieur du soufre, aux dépuratifs, à une infinité de topiques d'espèce variée. Sa maladie consiste en deux plaques, situées à la face dorsale des mains et des doigts, caractérisées par une peau rouge, endurcie, rugueuse, parsemée çà et là de pellicules écailleuses, d'érosions, de petites gerçures ; la pulpe des doigts est dure, insensible et comme racornie ; les ongles sont profondément altérés, ils ont perdu leur éclat normal, sont devenus d'un jaune sale, excessivement épais, et leur substance s'est convertie en matière granuleuse, friable, qui se détache et est remplacée par des ongles nouveaux, lesquels ne tardent pas à subir une métamorphose identique, et ce qu'il y a de remarquable dans la considération de ces phénomènes singuliers, c'est qu'ils se passent et s'accomplissent, je ne dirai pas seulement sans douleur, mais sans la moindre exaltation dans la sensibilité des tissus.

Traitement thermal : un bain général et trois verres d'eau minérale en boisson par jour; immersions des mains fréquentes et prolongées dans le liquide minéral; dans les intervalles de celles-ci, onctions avec une pommade au soufre et au goudron végétal.

Cette médication, continuée pendant vingt-deux jours, amène un notable amendement, qui se maintient et qui est suivi d'une guérison durable à la suite d'une seconde médication hydrominérale qui a lieu dans le courant du mois de juin suivant.

TRENTE-QUATRIÈME OBSERVATION.

Dartre squammeuse humide des jambes, *Eczema rubrum,* guérie à l'aide de trois médications par les Eaux de Molitg.

J... S..., âgé de 45 ans, tempérament lymphatico-sanguin, constitution vigoureuse, exerçant la profession de menuisier, est atteint depuis cinq ans d'une affection dartreuse aux deux jambes, pour laquelle il dit avoir fait une infinité de remèdes, dont les plus efficaces n'ont produit d'autre bien que de la faire disparaître pour un temps. Le 5 juillet 1848, J... S... se présente à ma consultation, et j'observe les phénomènes suivants : la peau des deux jambes, depuis les genoux jusqu'au dessous des malléoles, est rouge, tuméfiée, recouverte en certains endroits de plaques squammeuses, offrant ailleurs des vésicules nouvellement formées, sécrétant une sérosité roussâtre qui imprègne l'appareil du pansement, et parfois des picotements d'une violence extrême quand des causes accidentelles viennent à surexciter l'organisme du malade.

Deux médications thermales, qui ont lieu, la première, du 5 au 20 juillet de l'année susdite, et la seconde du 10 au 27 juillet de l'année suivante, ont pour effet d'améliorer la dermatose et de la convertir en dartre furfuracée ou pityriasis. Une guérison durable est le produit à peu près immédiat d'une troisième saison d'une durée de quatorze jours, faite dans le courant du mois de juin 1850.

TRENTE-CINQUIÈME OBSERVATION.

Dartre squammeuse humide, *Eczema rubrum*, occupant une grande partie du tronc.—Guérison à l'aide de deux traitements par les Eaux minérales de Molitg.

L... V..., âgé de 52 ans, tempérament lymphatico-sanguin, constitution forte, menant une vie sédentaire, vient à Molitg-les-Bains au commencement du mois d'août 1849, pour une maladie de la peau dont il est affligé depuis sept à huit ans, contre laquelle ont échoué plusieurs médications hydro-minérales, ainsi que les saignées, les purgatifs et une infinité d'autres remèdes plus ou moins appropriés à la nature de son mal.

L... V... offre à mon examen une large plaque qui occupe, à l'instar d'une ceinture, toute la région lombaire, la moitié inférieure de l'abdomen et les régions iliaques; elle est constituée par un derme nuancé de rouge dans la plus grande partie de sa surface, et violacé ailleurs; elle est parsemée d'excoriations, de gerçures, de squammes, de vésicules de nouvelle formation et d'une infinité de pores d'où s'exhale une abondante sérosité.

Une saison de quinze jours, pendant laquelle L... V... a pris 18 bains, et fait usage de l'eau minérale en boisson, à la dose d'un litre et demi par jour, modifient de la façon la plus avantageuse cette maladie si invétérée et jusque-là si rebelle aux moyens de traitement. Sa guérison définitive est le résultat d'une seconde médication qu'il est venu faire aux Thermes dans le courant du mois de juin de l'année suivante.

TRENTE-SIXIÈME OBSERVATION.

Dartre squammeuse humide chronique, *Eczema rubrum*, ayant son siége
aux membres thoraciques.—Guérison à l'aide de trois médications par
les Eaux de Molitg.

P... C..., âgé de 32 ans, tempérament lymphatico-sanguin,
constitution moyenne, exerçant la profession de menuisier, est
atteint depuis cinq ans, aux membres supérieurs, d'une affection
dartreuse sur laquelle les remèdes employés pendant cette longue
période n'ont eu d'autre influence que de l'atténuer quelquefois,
et dans les circonstances les plus favorables, mais excessivement
rares, de la faire disparaître temporairement. Dans ces derniers
temps, et par l'intervention de circonstances fâcheuses, cette
maladie s'est élevée à un degré d'intensité qu'elle n'avait jamais
atteint, et c'est alors que P... C... s'est décidé à invoquer les
bienfaits des Eaux minérales de Molitg, où il arrive le 25 juin
1851, dans l'état suivant : le tissu dermoïde des deux membres,
et dans toute leur étendue, est tuméfié, rouge, et en certains
endroits violacé ; il est parsemé de croûtes lamelleuses, de vésicules, dont les unes sont transparentes, les autres laiteuses ou
desséchées ; il est le siége d'un sentiment de prurit des plus
incommodes et d'une sécrétion de sérosité jaunâtre, qui pénètre
et traverse les pièces de l'appareil appliqué sur la partie.

Traitement thermal : depuis le 25 juin jusqu'au 12 juillet, 16
bains généraux, dont les 6 premiers aux Thermes Barrère et les
autres aux Thermes Massia, cinq verres par jour d'eau minérale
en boisson. Au départ, amélioration notable.

Deux médications consécutives, l'une en 1852 et l'autre en
1853, ont amené la guérison de P... C...

TRENTE-SEPTIÈME OBSERVATION.

Dartre vive chronique, *Eczema rubrum*, occupant les avant-bras et les mains, guérie à l'aide de deux médications aux Thermes de Molitg.

A... D..., âgé de 25 ans, tempérament lymphatico-sanguin, constitution vigoureuse, agriculteur, arrive à Molitg-les-Bains le 1er juillet 1858, à l'effet d'essayer les eaux minérales de cette localité contre une dermatose des membres supérieurs, qui a quatre ou cinq ans d'existence, et s'est récemment élevée à un très haut degré d'intensité par l'effet d'un traitement échauffant et d'une espèce d'onguent ou pommade dont A... D... ne peut indiquer la composition. — Cette dermatose, qui a son siége aux avant-bras et aux mains, offre à mon examen tous les phéno- mènes propres à la dartre squammeuse humide, s'accompagne d'un sentiment d'ardeur et de prurit des plus intenses, et occa- sionne au malade des souffrances très vives, toutes les fois qu'il est obligé d'exercer les mouvements de préhension.

Premier traitement thermal : du 1er au 18 juillet, six bains généraux à l'Établissement Barrère; douze, additionnés de colle de Flandre, à l'Établissement Massia; plusieurs lotions dans le courant de la journée; trois verres par jour d'eau minérale en boisson; dans les intervalles des bains, onctions avec la pommade de goudron légèrement belladonée. Au départ du malade, amen- dement très sensible.

Deuxième traitement et ses résultats : 17 bains généraux aux Sources Massia; trois verres d'eau minérale par jour. Au départ guérison durable.

TRENTE-HUITIÈME OBSERVATION.

Dartre squammeuse humide de la tête, coïncidant avec l'engorgement des glandes cervicales et sous-maxillaires.—Guérison à l'aide de deux médi- cations par les Eaux de Molitg.

L... B..., âgé de 14 ans, tempérament lymphatique exagéré, constitution moyenne, était atteint depuis sa première enfance d'une maladie de la tête, que de nombreux traitements actifs, et entr'autres plusieurs médications à des sources minérales, avaient été impuissants à faire disparaître. Arrivé à Molitg-les-Bains le 4 juin 1855, L... B... se présente à ma consultation, et me donne lieu d'observer les phénomènes suivants : le cuir chevelu, vivement irrité, est rouge, très chaud et engorgé; on y voit çà et là des excoriations, des croûtes lamelleuses, dont le plus grand nombre sont ramollies et faciles à être détachées; les cheveux, très clair-semés, sont collés par le liquide purulent qui s'exhale de toute la surface du cuir chevelu, en répandant une odeur des plus infectes. Les régions parotidiennes, cervicales et maxillaires offrent un grand nombre de tumeurs globuleuses, mobiles, dont quelques-unes sont fort sensibles, rouges et enflammées, et qui varient, pour le volume, depuis celui d'un gros pois jusqu'à celui d'un œuf de poule.

Médication hydro-minérale et son résultat immédiat : 18 bains généraux, dont les cinq premiers aux Thermes Barrère, et les autres aux Thermes Massia ; trois verres par jour d'eau minérale en boisson ; à dater du cinquième jour du traitement thermal, onctions sur la tête et frictions sur les glandes avec une pommade contenant de l'hydriotate de potasse, du goudron et de l'extrait de belladone; deux cuillerées par jour de sirop ferreux de Dussourd. —Au départ du malade, amélioration notable; les phénomènes inflammatoires, l'exhalation ichoreuse ont disparu, l'eczéma s'est converti en herpès furfuracé, l'engorgement des glandes est en voie de résolution.

Une seconde saison, faite dans le courant du mois de juin de l'année suivante, et la continuation du sirop ferreux, sont suivies de la guérison de la dartre et de la résolution presque complète des glandes.

TRENTE-NEUVIÈME OBSERVATION.

Dartre squammeuse humide des membres inférieurs, *Eczema rubrum*, guérie à l'aide de trois médications par les Eaux minérales de Molitg.

B... T..., âgé de 48 ans, tempérament sanguin, constitution bonne, menant une vie sédentaire, était sujet depuis longtemps à des éruptions eczémateuses qui se produisaient sur diverses parties de son corps, et qui avaient toujours cédé à l'action des agents thérapeutiques qui composent la médication antiphlogistique. Néanmoins, quoique maniée avec beaucoup d'habileté et avec toute l'énergie que comportaient les circonstances, cette médication n'a rien fait contre la dernière éruption survenue dans le courant du mois de janvier et ne l'a pas empêchée de s'élever à des proportions autrement graves que toutes celles qui l'avaient précédée. Quand il arriva aux Thermes de Molitg, le 5 juillet 1852, B... T... avait les deux membres pelviens envahis par la maladie dans toute leur étendue; rouge et engorgé, le derme de ces parties offre à l'observation les lésions de tissu et les produits de sécrétion qui sont propres à l'espèce pathologique plus haut signalée; la surface des jarrets et des parties voisines offre l'aspect d'une plaie produite par un vésicatoire, et de laquelle suinte une abondante sérosité purulente, d'une odeur des plus désagréables. — De fréquents écarts de régime, l'abus des liqueurs alcooliques semblent ne devoir pas être étrangers à la production de cette dermatose et à la vive exaspération qui s'est manifestée tout récemment.

Traitement thermal : du 18 juin 1852 au 6 juillet suivant, 5 bains aux Thermes Barrère, 12 bains additionnés de colle de Flandre aux Thermes Massia; 4 verres d'eau minérale par jour; vers la fin du traitement, pansements avec mélange d'huile de cade et de glycérine. — Au départ du malade, amélioration sensible; l'eczéma se transforme et prend l'aspect du *pityriasis rubra*, lequel s'efface lui-même après deux autres saisons aux Thermes de Molitg.

Dartre vive chronique, *Eczema* de la tête avec engorgement indolent des glandes du cou. — Guérison à l'aide de deux traitements aux Eaux de Molitg.

Le 17 juin 1854 on présente à ma consultation E... P..., âgée de 9 ans, tempérament lymphatique, constitution molle et débile, qui m'offre à considérer : cuir chevelu rouge, empâté, offrant çà et là des croûtes humides, des excoriations saignantes, des pellicules squammeuses ; il est criblé d'une infinité de pores béants, d'où suinte abondamment une sérosité jaunâtre, qui agglutine et réunit en mèches les cheveux des bords de la tête qui n'ont pas été coupés. Les régions parotidiennes et latérales du cou sont déformées par une agglomération de bosselures de diverses grosseurs, résultant de l'engorgement des glandes sous-cutanées.

Plusieurs traitements à des stations d'eaux minérales naturelles et autres médications actives ont été opposés à cette maladie d'ancienne date, et dont la marche jusqu'à ce jour se résume par une série non interrompue d'alternatives d'atténuations et de recrudescences.

Mode de traitement aux Eaux de Molitg : chaque jour, un bain général et deux verres d'eau minérale et de lait coupé avec du sirop ferreux ; frictions sur les tumeurs du cou avec la pommade d'hydriotate de potasse, adoucie avec la pommade de concombre ; application pendant la nuit de compresses imprégnées d'eau minérale ; de très légères douches en arrosoir sur le cuir chevelu quand les phénomènes d'irritation ont été sensiblement atténués. Sous l'influence de cette médication, qui est suivie pendant la durée de seize jours, la dermatose se modifie de la façon la plus avantageuse ; la rougeur du derme disparaît ; les excoriations s'effacent, l'exhalation purulente se supprime ; la malade ne ressent plus des démangeaisons, et les produits morbides ne consistent plus qu'en écailles qui ne résistent pas à un léger frottement.

Dans le courant du mois de juin de l'année suivante, E... P...
fait un second traitement thermal, qui a pour résultat la disparition complète de sa dermatose, et une amélioration plus prononcée de l'adénite, dont la résolution, qui s'est faite plus tard,
a été sans doute puissamment favorisée par l'action du sirop
ferreux, dont la malade n'a pas discontinué l'usage.

QUARANTE-UNIÈME OBSERVATION.

Dartre vive chronique du cuir chevelu, *Eczema rubrum*, compliqué de
scrofule glandulaire, guérie par deux médications aux Thermes de
Molitg.

T... D..., enfant âgé de onze ans, qui a été soumis à mon
examen le 24 juillet 1856, offre les attributs les plus caractéristiques de la constitution scrofuleuse : apparence d'embonpoint
répandue sur toute l'habitude du corps ; peau fine et délicate ;
joues fleuries, contrastant avec la blancheur mate des téguments ;
visage arrondi, avec un développement remarquable du crâne ;
yeux saillants, bleus et humides ; gonflement des ailes du nez et
de la lèvre inférieure, qui est crevassée à la partie centrale ; mâchoire inférieure large ; cou long et arrondi ; la plupart des dents
noires et cariées, etc., etc. ; glandes lymphatiques sous-cutanées,
surtout celles des régions cervicale et sous-maxillaire, sensiblement hypertrophiées. Depuis sa première enfance, il est affecté
d'une dermatose de la tête, contre laquelle on a épuisé en vain
jusqu'à ce jour toutes les ressources de la médecine rationnelle
et empirique. A une époque assez rapprochée de celle où T...
D... a été conduit à Molitg-les-Bains, et sous l'influence de causes
occasionnelles qu'il n'a été guère possible de spécifier d'une
manière formelle, cette maladie s'est vivement exaspérée, s'est
propagée au front, à la région sourcilière, aux pavillons des
oreilles et aux conduits auditifs externes. Ici on observe les altérations du derme et les produits morbides qui ont été notés
dans l'observation précédente, mais ici on constate de plus la

formation récente de quelques petits abcès sous-cutanés, qui exaltent la sensibilité de la partie, et rendent parfois insupportables les souffrances du malade.

22 bains aux Sources Massia; l'usage interne de l'eau minérale à la dose de trois verres par jour, édulcorée avec le sirop de Dussourd; pendant les huit derniers jours, des douches légères en arrosoir, des pansements avec un mélange de pommade d'hydriotate de potasse, de concombre, de goudron et de belladone composent le traitement suivi par T... D... depuis le 24 juillet 1856 jusqu'au 12 août suivant.

Résultat du traitement : amendement notable de tous les symptômes de sa maladie, qui arrive à une solution définitive à la suite d'une autre saison faite en 1857 aux Thermes de Molitg.

QUARANTE-DEUXIÈME OBSERVATION.

Dartre vive, *Eczema* des oreilles. — Guérison à l'aide de deux médications par les Eaux thermales de Molitg.

A... P..., âgée de 43 ans, tempérament lymphatico-nerveux, est sujette depuis trois ans à de grandes irrégularités du flux menstruel qui tantôt s'avance, tantôt se retarde, et prend quelquefois les proportions d'une métrorrhagie inquiétante. Elle est affectée, aux deux oreilles, d'une dartre squammeuse humide, dont le début a coïncidé avec le temps qui se rapporte aux premières anomalies de la fonction utérine. A son arrivée à Molitg, le 25 juin 1853, cette dermatose offre tous les phénomènes caractéristiques d'un *eczema rubrum* des plus intenses : rougeur vive des oreilles, volume exagéré et déformation de ces organes, suintement d'une humeur ichoreuse roussâtre et en certains endroits sanguinolente, prurit ardent, etc.

Traitement thermal : depuis le 25 juin jusqu'au 14 juillet, 18 bains généraux aux Thermes Massia; quatre verres par jour d'eau minérale en boisson; solution de Péarson; pansements avec une pommade au goudron et à la belladone.

Résultat du traitement : amélioration sensible. — Dans le courant du mois de juillet 1854, seconde saison d'une durée de seize jours, suivie de guérison.

QUARANTE-TROISIÈME OBSERVATION.

Dartre squammeuse humide occupant toute la surface du corps. Eczéma impétigineux, guérie à l'aide d'une médication aux Thermes de Molitg.

H... P..., âgé de 24 ans, tempérament lymphatico-sanguin, constitution primitivement forte, aujourd'hui notablement affaiblie par la souffrance, exerçant la profession de jardinier. Il a eu dans son enfance une gourme de très longue durée, et depuis lors il a été sujet, par intervalles plus ou moins rapprochés, à une éruption de plaques eczémateuses dans diverses parties du corps, et principalement aux extrémités inférieures. Ces plaques s'étaient montrées, en général, peu persistantes et avaient cédé à l'usage des bains généraux et des topiques sédatifs qui leur avaient été opposés. A la fin du mois de mai 1849 et à la suite de quelques fatigues occasionnées par les travaux des champs, H... P... a été pris d'une nouvelle attaque de sa dermatose, plus violente et occupant une étendue bien plus grande que toutes celles qui l'avaient précédée. Toute la surface de son corps a été alors envahie par l'éruption eczémateuse qui a résisté, cette fois, et aux moyens primitivement employés et à d'autres médications vulgairement employées contre cette espèce de dermatose, telles que saignées générales, bains généraux émollients, bains sulfureux artificiels, boissons délayantes, dépuratifs, purgations répétées, solution de Fowler, oxide d'or, etc.

A son arrivée aux Thermes de Molitg, le 1er septembre 1849, après une saison de quinze jours qu'il venait de faire à une autre station d'eaux minérales sulfureuses, H... P... était dans l'état suivant : toute la surface de son corps est colorée d'un rouge vif ; des vésicules peu apparentes sont disséminées çà et là, la peau est en grande partie recouverte de lamelles squammeuses et de croûtes, au-dessous desquelles on voit le derme fendillé et donnant issue à un liquide séro-sanguinolent ; à la région poplitée et à la partie interne des cuisses, elle est d'un rouge violacé , tendue, épaisse et empatée ; elle est parsemée de vésicules purulentes, d'érosions et de croûtes verdâtre ; elle exhale une matière ichoreuse, d'une odeur fade et nauséabonde, et en telle quantité que les pièces d'appareil et le vêtement du malade en sont imprégnés. Les membres abdominaux sont dans un état permanent de demi-flexion, qui ne permet au malade de se livrer aux mouvements de la progression qu'avec une extrême difficulté et à l'aide d'un bâton ; à la tête, les cheveux sont entremêlés d'écailles et collés les uns aux autres. Le malade a la fièvre ; il a, depuis quelque temps, perdu le sommeil et l'appétit ; sa maigreur se rapproche de celle du marasme.

Traitement thermo-minéral : du 1er juillet au 10 septembre, 35 bains, dont les 15 premiers additionnés de colle de Flandre, aux Sources Llupia ; un litre par jour d'eau minérale en boisson, coupée, au début du traitement, avec le lait ou l'eau d'orge ; onctions avec la pommade de goudron opiacée ; matin et soir, 10 gouttes de solution de Péarson, incorporée dans le sirop de saponaire. — Au départ du malade : amélioration sensible de la santé générale ; atténuation notable de la dermatose, dont les symptômes s'effacent complétement peu de temps après la fin de la cure thermale. — Trois saisons subséquentes, faites aux Thermes de Molitg, et l'usage de l'arséniate de soude, repris à de longs intervalles, ont eu sans doute pour effet d'anéantir la cause efficiente de la maladie de H... P... et de le soustraire aux chances d'une récidivè.

QUARANTE-QUATRIÈME OBSERVATION.

Dartre squammeuse humide, Eczéma impétigineux du scrotum et des cuisses, guérie à l'aide de deux médications aux Thermes de Molitg.

J... B..., âgé de 36 ans, tempérament lymphatico-sanguin, constitution forte, exerçant la profession de serrurier, arrive à

Molitg le 5 juillet 1856, pour une dartre dont il est affecté depuis quatre ans, et qui toujours a été réfractaire aux agents médicamenteux qui lui ont été opposés. Cette dartre occupe le scrotum et la face interne des cuisses. Ces parties sont recouvertes de croûtes verdâtres, les unes épaisses, les autres lamelleuses, humides, se détachant facilement, et mettant alors à découvert une surface d'une rougeur extrêmement vive et semblable à celle du carmin. Il suinte de cette surface une matière ichoreuse, d'une odeur fade, semblable à celle que répand une brûlure en suppuration; le scrotum est parsemé d'excoriations et de profondes gerçures d'où s'exhale une sanie sanguinolente; cette large plaque est le siége de démangeaisons continuelles, et parfois de douleurs très vives et d'élancements. Cet état s'accompagne de fièvre, d'altération et d'agitations nocturnes.

L'abus des liqueurs alcooliques et les écarts de régime semblent devoir être considérés comme la cause occasionnelle de cette dermatose.

Traitement thermo-minéral : du 5 juillet 1856 au 2 août suivant, 25 bains généraux, dont les six premiers aux Thermes Barrère, et les autres aux Thermes Llupia, ces derniers additionnés de colle de Flandre; cinq verres par jour d'eau minérale en boisson. Comme moyens accessoires : une saignée générale, deux purgations avec la magnésie, cataplasmes émollients, pommade de goudron belladonée.

A la fin du traitemeut, modification heureuse de la dartre, qui revêt le caractère d'*eczema simplex,* et cette amélioration se maintient jusqu'au mois de juin de l'année suivante, époque à laquelle J... B... revient à Molitg-les-Bains, pour y faire une seconde saison, qui a pour résultat immédiat la disparition complète de sa dermatose.

QUARANTE-CINQUIÈME OBSERVATION.

Dartre squammeuse humide chronique, *Eczema rubrum*, occupant la marge de l'anus et la membrane muqueuse du rectum, guérie à l'aide de trois médications par les Eaux de Molitg.

A... P..., âgé de 40 ans, tempérament lymphatico-sanguin, constitution forte, exerçant la profession d'agriculteur, est affecté depuis neuf à dix ans d'une dartre vive qui, primitivement, n'occupait que la partie interne et supérieure des cuisses et s'est successivement propagée, dans ces derniers temps, à la région périnéale, à la marge de l'anus et à la membrane muqueuse de l'intestin rectum.

A son arrivée aux Thermes de Molitg, le 12 juin 1855, A... P... accuse les souffrances les plus intolérables; les parties de la peau qui sont le siége du mal, vivement irritées et dénudées d'épiderme, rouges, gonflées et tendues, sont parsemées d'une multitude de pores, qui donnent issue à une matière sanieuse roussâtre et tellement abondante, que les pièces d'appareil en sont promptement imprégnées; les bords de la plaque laissent voir quelques bulles irrégulières, comme celles qui accompagnent certains érysipèles, et qui semblent formées par la réunion de quelques vésicules de nouvelle formation; la membrane muqueuse de la partie inférieure du rectum, fortement tuméfiée et formant un bourrelet circulaire saillant, est colorée d'un rouge violacé, parsemée d'érosions et sillonnée de deux fissures profondes qui occasionnent au malade, pendant et quelque temps après l'acte de la défécation, des douleurs excessivement aiguës, qu'il ne parvient qu'à grand peine à atténuer par des lotions et des fomentations mucilagineuses.

Les nombreux remèdes dont A... P... a fait usage pour combattre sa maladie et entre lesquels il mentionne, comme étant ceux sur lesquels on a le plus particulièrement insisté, les saignées, les purgatifs, le petit-lait, les sucs d'herbes, les tisanes sudorifiques, celle de douce-amère, les bains de siége émollients, les préparations arsenicales, les pommades de concombre, de goudron, de jusquiame, diverses saisons à des stations d'eaux minérales justement renommées; tous ces moyens n'ont toujours eu que des effets passagers et peu marqués, et n'ont pas empêché cette dermatose d'atteindre le haut degré de gravité qu'elle présente aujourd'hui.

Traitement thermal : du 12 juin 1855 au 8 juillet suivant, 7 bains sédatifs aux Sources Barrère, 17 bains, dont les quatre premiers additionnés de colle de Flandre, aux Sources Llupia; quatre verres par jour d'eau minérale en boisson; à titre de moyens auxiliaires, onctions avec l'huile de cade, mèches enduites de cérat belladoné dans l'intérieur de l'anus, solution de Péarson, deux doses par jour de 10 gouttes chacune.

Résultat du traitement: amélioration très notable et persistante. Guérison définitive à la suite de deux saisons de dix-huit à vingt jours chacune, faites dans le courant de l'année suivante.

QUARANTE-SIXIÈME OBSERVATION.

Affection dartreuse constitutionnelle,—Eczéma impétigineux des oreilles, — singulière vésanie se manifestant par les préoccupations et les craintes excessives de la malade sur les conséquences de sa dermatose, par la bizarrerie de son imagination qui fait qu'à son arrivée aux Eaux de Molitg elle se prend inopinément à douter de leur efficacité; ses inquiétudes, ses perplexités devant cet agent thérapeutique, qu'elle se représente comme devant agir sur elle à l'instar d'un répercussif des plus dangereux. Pour ramener le calme dans cette imagination malade, nécessité de lui démontrer, par l'exposé sommaire de la théorie médicale de l'eau de Molitg, que ce puissant remède s'attaquant à la diathèse herpétique en même temps qu'aux lésions locales qui en sont la traduction matérielle, ne saurait engendrer jamais les accidents et les désordres qui peuvent être la suite d'une métastase. — Première saison, amélioration notable. — Guérison après deux cures subséquentes.

Le 23 juin 1852 je suis appelé auprès de Mme E... de C... pour lui donner mon avis au sujet d'une dermatose ancienne et rebelle à toutes les médications par lesquelles on a cherché à la combattre. Elle m'apprend que depuis quatre jours qu'elle est arrivée aux

Thermes, dans l'intention de faire usage de l'eau minérale, conformément aux instructions écrites de son médecin, elle avait été empêchée de le faire par les motifs qui seront ultérieurement développés... De mon examen, il résulte que Mme E... de C..., âgée de 62 ans, d'un tempérament mixte, d'une constitution assez forte, est atteinte d'une affection eczémateuse qui occupe les deux oreilles, les tempes, une partie des régions latérales du crâne, et caractérisée comme il suit : la partie du cuir chevelu, qui est le siége de la dartre, est entièrement dénudée de cheveux, et cette alopécie, conséquence de l'altération des bulbes, est d'ancienne date ; elle est tuméfiée, rouge, parsemée de croûtes, de pellicules jaunâtres, d'excoriations ; les pavillons des oreilles volumineux et difformes, d'un rouge violacé, sont criblés d'érosions, de gerçures, dont la plus profonde, et en même temps la plus douloureuse, est à leur ligne de jonction avec la tête ; il suinte constamment de toutes ces parties une humeur jaunâtre, ichoreuse et d'une fétidité repoussante. — Un fait remarquable à signaler : depuis le 19 juin, jour de son arrivée, Mme E... de C... est sous le coup d'une hypérémie cérébrale, qui se traduit par la rougeur de la face, des douleurs de tête, des bourdonnements d'oreilles, le regard vif et comme égaré, un sentiment d'inquiétude allant parfois jusqu'à l'anxiété, et résultant de cette idée fixe que, par suite d'une anomalie particulière de sa constitution, les eaux de Molitg produiront sur elle des effets désastreux, qu'elles feront disparaître sa maladie, en provoquant les plus graves désordres dans ses organes essentiels, etc.

Dans l'exposé des antécédents relatifs à sa santé, Mme E... de C... mentionne que durant toute sa vie elle a été sujette, sur diverses parties de son corps, et notamment à la face, à de fréquentes éruptions d'herpès furfuracé pour lesquelles elle était dans l'habitude de faire usage, tous les printemps, des remèdes dépuratifs, des bains émollients et sulfureux artificiels ; qu'en 1842 elle a été prise d'une fièvre intermittente à type tierce, dont les accès s'accompagnaient d'une céphalalgie des plus violentes avec bourdonnements d'oreilles et délire, qui ne céda que fort difficilement et bien tard aux préparations quinacées, autres que le sulfate de quinine que son estomac ne pouvait pas supporter ; que la suppression des accès ne l'avait pas ramenée à son état primitif de santé ; qu'il lui était resté une lourdeur de tête continuelle, parfois des vertiges, des feux au visage, des névralgies faciales, des digestions lentes et pénibles, des borborygmes, une alternative de constipation et de diarrhée, etc. ; que dans le courant du mois d'avril 1844, et sans cause appréciable, l'humeur dartreuse qui, depuis l'invasion de la fièvre intermittente, était restée cachée dans l'intérieur des organes, avait fait irruption sur ses oreilles, où elle s'était manifestée sous la forme d'un violent eczéma avec accompagnement de phénomènes inflammatoires d'une telle intensité, qu'il avait fallu, pour les combattre, mettre à contribution toutes les ressources de la médication anti-phlogistique ; et une particularité singulière, suivant la remarque de Mme E... de C..., c'est que le développement de cette grave dermatose fut le signal de la décroissance rapide et de la disparition des divers phénomènes morbides qui s'étaient manifestés après la suppression de la fièvre intermittente ; que pour se débarrasser de cette dernière infirmité, elle avait suivi, depuis quatre ans consécutifs, les médications qui lui avaient été prescrites par des hommes de l'art éclairés ; qu'elle avait fait tous les remèdes imaginables ; qu'elle avait modifié ses habitudes, et s'était, à plusieurs reprises, imposé le pénible sacrifice de se séparer de sa famille, pour aller demander sa guérison à des stations d'eaux minérales naturelles préconisées contre la nature de sa maladie ; que malgré tant d'efforts et de soins persévérants, celle-ci n'en avait pas moins suivi sa marche avec une opiniâtreté désespérante, poursuivant sans relâche son œuvre de dégradation et sécrétant toujours une sanie nauséabonde qui infectait son propre odorat et devait, d'après son dire, faire de sa personne un objet de répulsion et de dégoût pour les gens de son entourage.

Mme E... de C... est d'une nature fort sensible et impressionnable ; elle est actuellement sous l'influence d'une préoccupation des plus fâcheuses, elle se croit placée entre deux écueils également redoutables; d'un côté, elle ne peut que désirer, par dessus tout, de se voir enfin délivrée d'un mal qui fait le tourment de sa vie, et qui toutefois n'en coïncide pas moins avec l'accomplissement le plus régulier de ses fonctions organiques; d'autre part, elle n'a pas oublié que dans un temps peu éloigné du début de sa dermatose, et à l'occasion d'un nouveau traitement qui devait lui procurer, suivant la promesse d'un médicastre, une guérison sûre et immédiate et auquel son médecin ordinaire avait refusé son assentiment, celui-ci avait émis cette opinion : « que la suppression trop hâtive de ses plaies pourrait ne pas être sans inconvénients pour l'état général de sa santé. » Mme E... de C... est venue aux eaux de Molitg qui lui ont été signalées comme douées d'une puissante vertu pour la cure des maladies de la peau, dans l'espoir de trouver, elle aussi, auprès de ces sources, un remède efficace à ses longues souffrances; et maintenant qu'elle est à portée de ce remède qui lui inspirait naguère une si grande confiance, elle se sent prise d'une panique qu'elle ne peut surmonter, elle a de sinistres pressentiments : il lui semble que le pronostic de son docteur, qui lui revient actuellement dans la mémoire, va se vérifier prochainement; elle s'imagine que les eaux de Molitg produiront sur ses organes une action par trop énergique, et qu'en faisant promptement disparaître sa maladie extérieure elles provoqueront le retour de ses névralgies, de ses douleurs de tête et des accidents peut-être bien plus graves encore.

« Docteur, dit-elle, je ne vous ai rien caché; je vous ai fait, du mieux qu'il m'a été possible, le résumé de tous les incidents qui ont affecté ma santé depuis mon enfance jusqu'à ce jour; je vous ai mis à même de savoir à quoi vous en rapporter sur la nature de mon mal; vous êtes témoin de mes craintes et de mes cruelles perplexités; j'en appelle maintenant à vos lumières et à votre expérience, dites-moi si ma maladie est de celles qui peuvent être guéries par les sources de Molitg; dites-moi, en toute sincérité, si je puis essayer impunément de vos eaux, ou si je ne dois pas, dans l'intérêt de ma santé, renoncer à l'intervention d'un médicament dont vous ne pourriez dès à présent me garantir, sinon les effets bienfaisants, du moins la plus parfaite innocuité? »

Ainsi mis en demeure de dire à bref délai mon sentiment sur la question qui m'est adressée, considérant que la maladie cutanée de Mme E... de C... est de la nature de celles pour lesquelles les eaux de Molitg sont le plus utilement invoquées; que de là se déduit, par conséquent, l'indication qui consiste à chercher par des arguments appropriés à la circonstance à dissiper les préventions de son imagination délirante contre ce genre de médication, je représente à Mme E... de C... que dans l'examen attentif des faits qui se rapportent soit aux circonstances actuelles de sa maladie, soit aux circonstances qui ont précédé son développement, on ne saurait voir de motifs sérieux qui soient de nature à justifier les inquiétudes qui l'agitent; que sa défiance et ses appréhensions relativement à l'eau de Molitg sur sa maladie doivent par conséquent être considérées comme étant de tout point inopportunes et mal fondées; que s'il est aujourd'hui un fait incontestable et généralement admis à l'égal d'un axiome, c'est l'aptitude des eaux de Molitg pour la cure des formes diverses sous lesquelles se produit le vice dartreux, c'est l'action simultanée que cet agent thérapeutique exerce et sur l'affection elle-même et sur les lésions locales qui en sont les manifestations apparentes; c'est enfin sa complète innocuité dans tous les cas où les effets de la médication thermale ne sont pas compromis par le fait d'un mode balnéaire vicieux, dirigé à l'encontre des principes et des règles de la méthode; qu'elle avait d'ailleurs à considérer que son médecin n'aurait eu garde de consentir au voyage qu'elle venait de faire à Molitg-les-Bains s'il avait eu une raison quelconque de suspecter l'action des eaux de cette station thermale pour l'état général de sa santé; qu'ainsi donc ce n'était pas à une médication de ce genre qu'il avait fait allusion, alors que dans la circonstance ci-dessus mentionnée, il avait formulé cette opinion que le traitement de sa dermatose ne comportait pas les remèdes susceptibles d'opérer une guérison trop rapide, mais qu'il y avait lieu de croire que son docteur avait voulu profiter de cette occasion pour la prémunir contre les conséquences du charlatanisme ou de cette médecine routinière qui, envisageant les maladies au point de vue exclusif des symptômes apparents, emploie des procédés qui n'ont trop souvent pour effet que d'effacer ces derniers et de les refouler de l'extérieur dans les organes de premier ordre.

D'où je conclus que Mme E... de C... peut faire usage des Eaux thermales de Molitg avec toutes chances de succès, et sans avoir à appréhender les accidents de la rétropulsion.

Bien qu'imparfaitement rassurée et peu convaincue encore par cette déclaration, Mme E... de C... consent toutefois, après avoir été soumise à une médication préalable spécialement dirigée contre l'affection intercurrente nouvellement survenue, à faire un traitement hydro-minéral, qui est institué d'après le mode suivant : du 28 juin au 26 juillet, 24 bains généraux aux Sources Llupia, les six premiers additionnés de colle de Flandre ; trois verres par jour d'eau minérale en boisson ; quelques lotions dans le courant de la journée, avec un mélange d'eau minérale et de chlorure de sodium ; matin et soir, 10 gouttes de liqueur de Péarson, incorporées dans le sirop de saponaire ; à la fin du traitement, établissement d'un cautère à la jambe gauche.

Au départ de la malade, amélioration sensible ; derme moins rouge et moins engorgé, érosions et gerçures cicatrisées, liquide excrété plus consistant, moins copieux, moins infect.—Guérison définitive après deux cures subséquentes.

QUARANTE-SEPTIÈME OBSERVATION.

Dartre squammeuse humide, eczéma impétigineux des oreilles, guérie à l'aide de deux traitements par les eaux minérales de Molitg.

Mme M... B..., âgée de 51 ans, tempérament lymphatique, bonne constitution, menant une vie sédentaire, a été sujette, depuis les premières périodes de sa vie, à des éruptions dartreuses en apparence assez bénignes, puisqu'elles cédaient constamment aux moyens externes qu'elle leur opposait... A l'âge de 42 ans, Mme M... B... commence à éprouver des dérangements dans les fonctions de l'organe utérin; aménorrhées d'une durée plus ou moins longue, suivies de métrorrhagies graves, parfois rebelles et incoërcibles jusqu'à nécessiter l'emploi du tamponnement vaginal; utéralgies fréquentes s'irradiant aux aines et à la région lombaire. A cet état qui se continue pendant la durée de dix-huit à vingt mois, succède une leucorrhée abondante et d'une nature tellement âcre qu'elle rougit et enflamme la partie des téguments qu'elle baigne, des bouffées de chaleur à la tête, une hémicranie du côté gauche, à marche irrégulièrement périodique. En 1852, Mme M... B... est prise, aux deux oreilles, d'un eczéma très intense dont l'éruption est suivie presque immédiatement de la disparition des douleurs névralgiques et qui, malgré l'emploi des moyens thérapeutiques préconisés contre cette espèce de dermatose et malgré deux longues saisons passées à une station d'eaux minérales sulfureuses, persiste avec des alternatives d'amendement et de recrudescence.

Quand elle arrive à Molitg et qu'elle se présente à ma consultation, le 10 juin 1854, Mme M... B... est en proie aux plus vives souffrances. Tout récemment son affection dartreuse a ressenti le contre-coup d'une émotion morale qui a fortement ébranlé sa sensibilité, elle s'est vivement exaspérée alors et a revêtu les caractères de l'eczéma impétigineux; ses oreilles sont prodigieusement gonflées, elles sont d'un rouge violacé, elles sont criblées d'érosions, de gerçures profondes, de pores béants, d'où s'exhale une humeur ichoreuse sanguinolente, d'une odeur fade et nauséabonde; le conduit auditif externe est obstrué par le gonflement de la peau qui le tapisse, et dans l'intérieur de laquelle se sont formés de petits foyers purulents qui sont le siége de douleurs vives et lancinantes.

Traitement hydro-minéral : cinq bains sédatifs aux sources Barrère; dix-neuf, dont les six premiers légèrement additionnés de colle de Flandre, aux sources Llupia; quatre verres par jour d'eau minérale en boisson; lotions avec un mélange d'eau minérale et d'eau de Goulard ; cataplasmes de riz arrosés de quelques gouttes de teinture de castor ; pendant les quinze derniers jours du traitement, matin et soir dix gouttes de solution de Péarson, exutoire à la jambe gauche.

Au départ de la malade, amendement notable qui persiste jusqu'au mois de juin de l'année suivante, époque à laquelle Mme M... B... revient à Molitg-les-Bains pour y faire une saison de vingt-cinq jours qui est suivie de guérison.

QUARANTE-HUITIÈME OBSERVATION.

Dartre squammeuse humide, eczéma chronique des mamelles, compliquée de leucorrhée et d'hystérie, guérie à l'aide de deux traitements par les eaux thermales de Molitg.

E... C..., 23 ans, tempérament lymphatico-sanguin, constitution moyenne, s'occupant des travaux du ménage, rapporte qu'à l'âge de 14 ans et demi, elle a fait une longue et grave maladie, pendant la durée de laquelle ses règles sont apparues pour la première fois, mais que depuis lors cette fonction ne s'est jamais accomplie d'une façon convenable, tant au point de vue du retour des périodes menstruelles, que de la quantité de l'excrétion sanguine qui a toujours été insuffisante et peu en rapport avec les besoins de son organisme ; de là des migraines, des douleurs aux lombes, aux aines, aux cuisses, des flueurs blanches, des dyspepsies, des attaques d'hystérie accompagnées de ballonnement du ventre et coïncidant avec les périodes cataméniales ; de là, depuis trois ans, une affection dartreuse aux mamelles, persistante et rebelle à tous les moyens par lesquels on a cherché à la combattre : tels que sucs d'herbes, purgatifs, bains de Baréges artificiels, pastilles de soufre, carbonate de fer, pilules de Valet, fomentations et cataplasmes émollients, pommades soufrée, au goudron, etc.

Quand E... C... se présente à mon examen, le 18 juin 1854, je constate : plaque de forme irrégulièrement circulaire, d'environ deux pouces de diamètre, occupant la partie centrale des mamelles, constituée par un tissu cutané rouge et engorgé, recouvert de lamelles humides, de vésicules laiteuses, et sécrétant une sérosité légèrement visqueuse et d'une odeur pénétrante ; la muqueuse des mamelons enflammée sur toute sa surface, sillonnée d'excoriations linéaires, offre quelques points d'un rouge vif, humides et parsemés de gouttelettes séro-sanguinolentes, quelques autres sont couverts de croûtes lamelleuses jaunâtres ramollies et peu adhérentes. La malade est tourmentée par un sentiment continuel d'ardeur et de cuisson qui s'exaspère habituellement aux époques cataméniales, durant lesquelles la glande mammaire s'engorge parfois et devient le siége de douleurs lancinantes; elle éprouve du malaise, de l'insomnie, de la fréquence et de la dureté dans le pouls, etc.

Traitement : depuis le 18 juin jusqu'au 10 juillet, vingt-deux bains généraux aux sources Massia; un litre par jour d'eau minérale en boisson. Comme moyens accessoires : onctions avec la pommade au goudron additionnée d'extrait de belladone; matin et soir un paquet composé de trente centigrammes de seigle ergoté et de deux centigrammes de poudre de digitale dans une tasse d'émulsion.

Cette médication amène les résultats suivants : atténuation très sensible de la plaque dartreuse qui prend la forme bénigne d'*eczema simplex*, glande mammaire complétement indolente et revenue à ses proportions normales, exhalation séreuse presque tarie; le flux menstruel, survenu vers le dixième jour du traitement, s'est opéré dans les conditions les plus satisfaisantes, sans avoir été précédé ni accompagné des accidents nerveux qui trop souvent formaient le cortége des périodes précédentes; la leucorrhée est supprimée, tous les phénomènes d'excitation ont disparu, et il semble à la malade que, sous le rapport de la santé générale, elle n'a plus rien à désirer. Celle-ci, en effet, s'est heureusement maintenue, et une seconde saison que E... C... a faite à Molitg-les-Bains, dans le courant du mois de juin de l'année suivante, a fait disparaître définitivement les restes de son affection dartreuse.

QUARANTE-NEUVIÈME OBSERVATION.

Dartre squammeuse humide, eczéma des mamelles, compliquée de chlorose, guérie par deux médications aux thermes de Molitg.

Mlle E... D..., âgée de 20 ans, tempérament lymphatique, constitution moyenne, menant une vie sédentaire, se présente à ma consultation, le 15 août 1854, dans l'état suivant : pâleur et sécheresse de l'habitude du corps, couleur jaunâtre et légère bouffissure du visage, décoloration des lèvres et de la conjonctive, œdématie des pieds, anorexie et dépravation du goût, palpitations que la marche exaspère, petitesse et fréquence de pouls, sentiment de lassitude et répugnance au mouvement ; disposition remarquable à la mélancolie et à verser des pleurs involontairement et sans motifs.

Il résulte des renseignements donnés par la malade qu'elle est mal réglée, que le flux menstruel ne paraît qu'à des époques fort éloignées les unes des autres, que l'exhalation sanguine est insuffisante, pâle et séreuse.

Une plaque eczémateuse qui ne diffère de la dermatose décrite au numéro précédent que par l'intensité moins prononcée des phénomènes inflammatoires et des démangeaisons qui l'accompagnent, occupe le milieu de chaque mamelle.

Les infirmités de Mlle E... D... remontent, d'après son dire, à une époque antérieure au temps de sa puberté ; mais ses souvenirs ne sont pas assez précis pour lui permettre de satisfaire à la question de savoir si la dermatose et l'affection chlorotique se sont produites simultanément, ou si l'une d'elles n'aurait pas précédé d'un temps plus ou moins long l'invasion de l'autre ; d'où l'impossibilité de démêler la nature des rapports qui existent entre ces deux individualités morbides.

Mlle E... D... a fait bien des remèdes ; à diverses reprises et pendant des périodes plus ou moins longues, elle a été soumise à l'action des agents thérapeutiques les mieux adaptés à la nature de ses affections, elle a surtout fait grand usage des bains alcalins et sulfureux et des préparations ferrugineuses sous diverses formes ; toutes ces médications ont été inutiles ou n'ont eu parfois qu'un effet passager et à peine sensible. Aujourd'hui son estomac est fatigué, ses digestions sont lentes et accompagnées de crampes excessivement pénibles, aucune substance médicamenteuse douée de quelque énergie ne peut plus être tolérée. Aussi, depuis quatre ou cinq mois, Mlle E... D.. a-t-elle dû renoncer à l'usage de toute préparation pharmaceutique active.

Médication thermo-minérale : du 15 août 1853 au 10 septembre suivant, 22 bains généraux aux sources Llupia ; pendant les huit premiers jours du traitement, boisson de l'eau minérale coupée avec l'eau d'orge et édulcorée avec le sirop d'écorces d'oranges, à la dose de trois demi-verres dans les vingt-quatre heures ; à dater du neuvième jour, celle-ci est progressivement augmentée jusqu'à trois pleins verres, et le sirop ferreux est substitué au sirop d'oranges ; onctions des plaques dartreuses avec la pommade au goudron, additionnée d'extrait de belladone.

Au départ de la malade, amendement notable qui persiste et parvient à une guérison durable à la suite d'une seconde saison de dix-huit jours, faite dans le courant du mois de juillet de l'année suivante.

CINQUANTIÈME OBSERVATION.

Dartre squammeuse humide chronique, *Eczema rubrum*, des parties génitales, guérie à l'aide de quatre saisons aux eaux de Molitg.

Mlle O... de P..., agée de 31 ans, tempérament lymphatico-sanguin, constitution moyenne, est issue d'une mère qui est affligée d'une affection herpétique invétérée ; elle a deux frères et une sœur plus jeunes qu'elle qui offrent, eux aussi, quoique à un degré moins intense, les symptômes de cette maladie ; Mlle O... de P... a été sujette depuis son jeune âge jusqu'à l'époque de sa

puberté à des éruptions dartreuses qui s'effaçaient, soit spontanément, soit à l'aide d'une médication composée de bains généraux et de topiques sédatifs, et qui alternaient avec diverses
autres incommodités, telles que migraines, douleurs vagues aux
articulations et aux régions lombaire et sciatique, rhumes de
poitrine de longue durée. Dans sa quinzième année, ses règles
s'établissent, et subséquemment elle voit ses infirmités s'amortir
progressivement et disparaître d'une manière définitive.

Mlle O... de P... passe alors trois années consécutives dans un
état de santé parfaite; au bout de ce temps elle est atteinte d'une
fièvre catarrhale dont la terminaison est marquée par l'éruption,
sur ses membres inférieurs, d'une multitude de plaques eczémateuses qui s'agrandissent, arrivent à se confondre les unes avec
les autres, à ne former qu'une seule plaie qui occupe la partie
interne des cuisses, la marge de l'anus, le périnée, les parties
génitales, et contre laquelle Mlle O... de P... fait en vain, pendant
six ans, des remèdes sans nombre et met à contribution, à diverses reprises, toutes les ressources de la thérapeutique réputée
anti-dartreuse.

Quand Mlle O... de P... arrive à Molitg-les-Bains, le 1er juin
1851, sa dermatose présente les caractères de l'*eczema rubrum*
le plus intense; elle s'est, dans les derniers temps, propagée
dans l'intérieur de la vulve et du vagin; la membrane muqueuse
qui tapisse ces parties est colorée d'un rouge violacé, elle est
excessivement tuméfiée, fait saillie en dehors de manière à dépasser de plusieurs centimètres le bord libre des grandes lèvres,
elle est dépouillée de son épithélium, elle est parsemée d'érosions et recouverte sur quelques points de pseudo-membranes
blanchâtres, molles et peu adhérentes; il suinte de cette surface
un liquide ichoreux, âcre et d'une odeur fade et repoussante;
la malade est en proie à des souffrances continuelles qui s'exaspèrent dans les moments d'exonération des fèces et des urines,
pendant la marche et même dans la station. L'unique situation
qui lui procure quelque soulagement est le décubitus dorsal avec
les cuisses dans l'abduction et légèrement fléchies sur le bassin.

Traitement : six bains sédatifs aux sources Barrère ; dix-neuf bains, dont les cinq premiers additionnés de colle de Flandre, au N° 20 de l'Établissement Llupia ; trois verres par jour d'eau minérale en boisson. Comme moyens adjuvants : quatre pilules par jour de valérianate de zinc, lotions et fomentations émollientes, pommade de goudron belladonée.

Résultat de cette médication : dès le cinquième jour, diminution des phénomènes inflammatoires et de la sensibilité des parties, et cette amélioration suit une marche décidément croissante, de telle façon qu'à la fin du traitement la dartre est réduite à l'état d'*eczema simplex*.

Trois médications ultérieures faites à une année de distance l'une de l'autre amènent une guérison qui semble définitive.

CINQUANTE-UNIÈME OBSERVATION.

Affection dartreuse, — eczéma impétigineux, révélateur de la diathèse herpétique qui a primitivement et pendant la durée d'une longue période manifesté ses effets sur les viscères digestifs et les organes de la vision, par des lésions graves et constamment rebelles aux moyens ordinaires de traitement ; — sous l'influence de la médication hydro-minérale de Molitg-les-Bains, guérison simultanée de l'eczéma et des états morbides anciens ; — transformation remarquable opérée par l'action de l'eau minérale sur la santé générale et la constitution du sujet (rédigée en 1863).

Un habitant de ma commune, L... S..., âgé de 63 ans, propriétaire-agriculteur, a eu pendant les soixante premières années de sa vie une santé délicate et sujette à de fréquentes perturbations, résultant de l'excessive irritabilité de ses organes digestifs. Les causes les plus légères, la moindre fatigue corporelle, les vicissitudes atmosphériques, une émotion morale, et par dessus tout l'usage d'un aliment peu en rapport avec la susceptibilité de ses organes digestifs, lui occasionnent des crampes d'estomac, des coliques, de la diarrhée, des vomissements, etc.

A l'âge de trois ans, L... S... est atteint d'une ophtalmie qui, malgré les moyens qui semblent les plus appropriés et les efforts persévérants d'une thérapeutique active, fait incessamment des progrès, se perpétue et détermine dans les tissus membraneux de ces organes les désordres les plus graves : érosions des bords libres des paupières, chute des cils, ulcérations de la conjonctive palpébrale et oculaire, adhésions des points correspondants de ces solutions de continuité, adhésion à gauche des bords libres dans leur tiers externe, d'où résultent des brides gênantes pour les mouvements de ces voiles mobiles, diminution notable dans les dimensions de l'ouverture qui existe entre ces organes ; épanchement d'une lymphe opaque entre les lames de la cornée transparente et, par suite, diminution notable à droite, et à gauche abolition presque complète de la faculté visuelle.

Dans le récit des circonstances anamnestiques relatives à ses anciennes infirmités, L... S... rapporte que sa mère était sujette à des maux d'yeux dont elle n'avait jamais pu se débarrasser, qu'elle avait les paupières toujours vermeilles et enflammées ; — il mentionne cette particularité que ses humeurs étaient autrefois d'une nature excessivement acrimonieuse ; que des lésions quelconques accidentellement survenues dans quelque partie de l'appareil dermoïde, telles qu'une excoriation, une plaie, soit avec perte de substance, soit simple, se compliquaient constamment de symptômes inflammatoires, avaient une tendance irrésistible à s'agrandir, et se convertissaient en ulcères dont la guérison ne s'opérait qu'à la longue et avec une extrême difficulté.

Pendant le cours de sa vingt-cinquième année, L... S... voit ses infirmités s'élever à un degré d'intensité qu'elles n'avaient pas encore atteint : son appétit diminue, ses digestions deviennent plus lentes et plus difficiles ; elles s'accompagnent fréquemment de gastro-entéralgies, de borborygmes, de tension abdominale ; la diarrhée devient presque permanente, ses forces baissent d'une manière notable. Alors survient une crise de vomissements, qui se continue pendant la durée de dix-huit heures, et dont les matières, d'abord jaunâtres et bilieuses, se composent, vers la fin, d'un liquide purulent, mélangé de sang noirâtre et grumeleux, qui est considéré par l'homme de l'art

qui soigne le malade, comme provenant de la rupture d'un
apostème. Cet accident laisse L... S... dans un abattement et
une faiblesse extrêmes ; sa tête, restée lourde et douloureuse est
frappée quelque temps de vertige ténébreux, et ce n'est qu'après
quatre ou cinq mois de soins intelligents et assidus qu'il arrive,
non à un rétablissement complet, mais à cet état de santé faible
et chancelante, antérieur à la crise qui vient d'être signalée.

Pendant le dernier mois de l'année 1855, L... S... est pris,
aux deux membres pelviens, d'une éruption dartreuse qui s'étend
rapidement depuis les genoux jusques et y compris la face dorsale
des orteils et leurs parties latérales. Cette dermatose qui revêt
la forme de l'eczéma s'accompagne de phénomènes inflammatoires d'une intensité remarquable, d'une enflure et d'une rougeur analogues à celles qui caractérisent l'érysipèle phlegmo-
neux, d'un sentiment d'ardeur et de prurit des plus intenses,
d'un pouls dur et fréquent, d'anorexie, d'agitation nocturne.
Pendant la durée de quatre mois consécutifs, L... S... est soumis
à une médication appropriée à la nature et aux complications
de sa maladie ; on a recours simultanément ou tour à tour aux
antiphlogistiques, aux dépuratifs, aux évacuants, aux hypnoti-
ques, aux agents réputés anti-herpétiques. Ces divers moyens
restent à peu près inefficaces ; ils n'ont d'autre effet que d'amortir à peine l'intensité des phénomènes inflammatoires ; mais ils
ne modifient en rien la sécrétion abondante et ichoreuse des
plaques eczémateuses et les vives démangeaisons dont elles sont
le siége. L'anorexie et le mouvement fébrile se continuent, la
nutrition devient de plus en plus languissante. C'est dans ces
circonstances, et alors que l'éréthisme vasculaire semble devoir
contre-indiquer encore l'usage de toute médication excitante,
que L... S..., fatigué de tant souffrir et à bout de patience, se
fait transporter aux thermes de Molitg. Il boit trois verres d'eau
minérale, il prend un bain d'une heure et demie ; l'eau passe
et est parfaitement digérée ; le bain détermine un effet décidément sédatif ; pendant toute la durée de son immersion dans ce
liquide, L... S... ne ressent ni prurit, ni picotements, il jouit

d'un calme et d'un sentiment de bien-être qu'il n'avait pas éprouvé depuis le début de sa dermatose. Enhardi par ce résultat inespéré, et je pourrais dire diamétralement opposé à mes prévisions, L... S... continue son traitement thermal ; dans l'espace de deux mois il fait, de deux en deux jours, un trajet de quatre kilomètres sur son chariot pour aller prendre un bain et boire de l'eau minérale ; les jours intermédiaires aux bains il prend un litre de celle-ci, moitié dans la matinée et l'autre moitié dans ses repas. A la fin de cette médication, L... S... est dans l'état suivant : exercice normal de toutes les fonctions vitales ; plaques dartreuses notablement amendées, sans enflure, sans rougeur et presque sans prurit.... Une seconde cure, en tout semblable à la précédente, faite pendant les mois de mai et de juin de l'année suivante, fait disparaître jusqu'aux dernières traces de cette grave dermatose.

Il y a sept ans aujourd'hui, 25 mars 1863, que L... S... a fait sa dernière cure aux eaux minérales de Molitg, et pendant la durée de cette longue période, il a été affranchi et de toute récidive de sa dermatose et de toutes les infirmités auxquelles il avait été sujet pendant tout le cours de son existence. Autrefois malingre, anémique, toujours valétudinaire et souffrant, il présente aujourd'hui les attributs de la santé la plus brillante, d'une constitution saine et vigoureuse, et l'embonpoint répandu sur toute l'habitude de son corps témoigne de l'énergie et de la régularité avec lesquelles s'accomplissent ses fonctions assimilatrices.

Résumons : L... S... est issu d'une mère qui fut atteinte de blépharite incurable.

A l'âge de trois ans, il est pris d'une ophtalmie violente réfractaire à tous les moyens qui lui sont opposés et qui amène à la longue un état presque complet de cécité.

Pendant la plus grande partie de son existence, il est sujet à des dérangements fréquents dans les fonctions de l'appareil digestif, symptômes d'une phlegmasie sub-aiguë de la muqueuse gastro-intestinale.

Les lésions de continuité accidentelles, les plaies de quelque nature qu'elles soient, survenues sur une partie quelconque de son appareil dermoïde, s'enveniment et se convertissent en ulcères qui ne guérissent que par suite du temps.

Toute l'habitude de son corps porte l'empreinte d'une cachexie manifeste et les signes révélateurs d'une constitution dépravée.

A l'âge de 62 ans, les deux membres pelviens sont envahis par une dartre vive qui est rebelle à tous les moyens de traitement qui lui sont opposés pendant quatre mois consécutifs. Au bout de ce temps, on fait intervenir les eaux minérales de Molitg, et sous l'influence de cette médication, la dartre s'efface pour ne plus reparaître, les mouvements fluxionnaires des yeux sont définitivement enrayés, les voies digestives fonctionnent régulièrement, l'assimilation se fait désormais avec un nouveau degré d'énergie ; une métasyncrise des plus heureuses s'opère dans l'organisme naguère si profondément vicié du sieur L... S...

Réflexions. — Les vieilles infirmités du sieur L... S... sont accessibles à l'action de l'agent thérapeutique opposé à la dartre squammeuse humide qui s'est produite en 1855 sur ses deux membres pelviens ; comme celle-ci, les premières s'amendent d'abord et arrivent plus tard à une guérison définitive sous l'influence de la médication hydro-minérale de Molitg. (Inutile, sans doute, de faire observer que le mot guérison ne saurait s'entendre ici que des mouvements fluxionnaires permanents des yeux, et non des lésions de tissu et de la déformation de ces organes précédemment signalées. On comprend assez que de tels désordres matériels seront malheureusement à jamais au-dessus des ressources de l'art.) De cette similitude d'effets produits par l'action d'un même remède, n'est-il pas légitime d'inférer qu'il existe un rapport évident de nature entre l'éruption dartreuse du tissu dermoïde d'une part, et de l'autre les lésions invétérées des organes de la vision, de la membrane muqueuse gastro-intestinale et les ulcères cutanés précédemment signalés ? N'y a-t-il pas lieu de considérer ces divers symptômes morbides comme étant unis par les liens d'une connexité intime, comme des manifestations diverses d'une cause générale dont l'essence nous est inconnue, qu'on est généralement convenu d'appeler diathèse dartreuse, et que le docteur Hahnemann a plus récemment désignée sous le nom de Psore? Et s'il en est ainsi, comment ne pas déplorer une erreur de diagnostic qui a été si funeste à celui qui fait le sujet de cette observation? Que de souffrances et quelle cruelle mutilation ne lui auraient pas été épargnées si, dès le début de ses infirmités, on avait songé à les attaquer vigoureusement par l'agent spécifique qui a eu la puissance de les dompter plus tard, et alors que, depuis si longtemps, elles s'étaient impatronisées dans le sein de l'organisme?

Dartre pustulo-crustacée. — Impétigo.

CINQUANTE-DEUXIÈME OBSERVATION.

Dartre pustulo-crustacée, Impétigo de la face et du cuir chevelu, guérie à l'aide d'une médication par les Eaux de Molitg.

Un garçon de ma commune, N... T..., âgé de 18 ans, d'un tempérament lymphatico-sanguin, d'une bonne constitution, dont la mère était sujette à des éruptions d'herpès-furfuracée, se retirait d'un chantier où il avait été employé toute la journée à un travail rude et pénible (c'était vers la fin du mois de mars de l'année 1849) lorsqu'il fut surpris par une averse dont il ne put se garantir. Rentré au logis il se sent indisposé, il éprouve du malaise, bientôt après un froid général accompagné de tremblement, un sentiment de contusion et de brisement des membres, de la lassitude, de l'abattement; dans le courant de la nuit la fièvre s'allume, la tête est prise d'une douleur pulsative, chaleur ardente, soif des plus vives. Ces accidents se continuent sans interruption pendant six jours, avec une alternative de rémissions et de redoublements. Dans le courant du septième, exacerbation violente-, battement des temporales, bourdonnement d'oreilles, sentiment de tension et de picotements à la face et au cuir che-

velu; éruption consécutive sur ces parties d'une multitude de
taches rouges, rugueuses, à forme ronde, d'une étendue qui
varie de deux à trois centimètres, et sur lesquelles surgissent
bientôt de petites pustules jaunâtres, aplaties, à base enflammée. De ces pustules qui se rompent au bout de trois à quatre
jours s'écoule une humeur séro-purulente qui se dessèche et se
convertit en croûtes jaunâtres, molles, humides et semblables à
du miel concret. L'appareil de symptômes inflammatoires qui a
précédé l'éruption de cette mélitagre s'amende et arrive à une
heureuse et prompte solution, mais la dermatose reste et se
montre réfractaire à l'action de tous les moyens de traitement
qui lui sont opposés depuis l'instant de son apparition jusqu'à la
fin du mois de juillet.

A cette époque, et sous l'influence d'un concours de causes
excitatrices, telles qu'une alimentation lourde et stimulante, de
boissons échauffantes, de travaux excessifs en plein jour et au
soleil, une aggravation se manifeste dans les symptômes de cette
affection; les plaques impétigineuses rougissent et s'engorgent,
le sentiment de prurit et de cuisson dont elles sont le siége s'exaspère vivement, le plus grand nombre s'excorie, quelques-unes
deviennent ulcéreuses et le siége d'une abondante exhalation.
Ces phénomènes s'accompagnent d'un malaise général, de douleur de tête, d'altération, de chaleur vive à la peau, d'accélération du pouls, d'anorexie, etc.

Ces accidents inflammatoires requièrent l'emploi d'une médication hyposthénisante et d'un régime approprié, et aussitôt
après qu'à l'aide de ces moyens l'excitation générale et locale
semble suffisamment atténuée, N... C... se rend à Molitg-les-
Bains pour y faire usage des eaux minérales de la manière
suivante :

Du 1er au 4 août un bain par jour aux Sources Barrère; du 5
au 20, quinze bains aux Sources Llupia; un litre par jour d'eau
minérale en boisson. A titre d'adjuvants : deux purgations avec
la magnésie décarbonatée, lotions iodo-sulfureuses, légères
cautérisations avec le nitrate d'argent.

Résultat du traitement : disparition complète du prurit et de la cuisson; la plupart des plaques dartreuses effacées; les ulcérations, sensiblement amendées, parviennent à une cicatrisation complète peu de temps après la cessation du traitement hydrominéral.

CINQUANTE-TROISIÈME OBSERVATION.

Dartre crustacée chronique, Impétigo de la face, guérie par une cure de vingt jours de durée aux Thermes de Molitg.

A... D..., âgé de 32 ans, tempérament lymphatico-sanguin, bonne constitution, exerçant la profession de serrurier, se présente à ma consultation le 5 juin 1852, et je constate : à la partie centrale de la joue gauche, croûte de forme circulaire, d'un pouce de diamètre, épaisse, rugueuse, d'un jaune verdâtre, entourée d'une aréole d'un rouge foncé, sur la surface de laquelle on observe quelques petites pustules remplies d'un liquide séro-purulent. La chute de cette croûte a laissé voir une surface rouge, saignante, bombée et dépassant le niveau de la peau environnante.

Il résulte des renseignements transmis par A... D... que sa maladie existe depuis quatre ans, qu'il ne connaît aucun membre de sa famille qui soit atteint de dartres, que sa dermatose est survenue sans cause appréciable, qu'elle a été traitée par divers moyens, entre lesquels il cite la décoction de fumeterre, de patience, les sucs d'herbes, des topiques émollients, le cérat soufré, etc.

Traitement thermal : dix-huit bains aux Sources Llupia; un litre par jour d'eau minérale en boisson; moyens accessoires : application de barégine sur la plaque dartreuse, légères cautérisations avec le nitrate d'argent.

Résultat du traitement : au départ du malade, guérison durable.

CINQUANTE-QUATRIÈME OBSERVATION.

Dartre pustulo-crustacée chronique, Impétigo de la face. — Guérison
à l'aide d'une médication par les Eaux thermales de Molitg.

A... B..., 23 ans, constitution lymphatico-sanguine, exerçant
la profession de cordonnier, arrive à Molitg-les-Bains, le 1er
juin 1848, à l'effet d'y suivre un traitement pour une dermatose
dont il fait remonter l'origine à cinq ou six ans. A... B... présente à la partie supérieure de la face des croûtes assez régulie-
rement arrondies, dont le diamètre varie de 2 à 4 centimètres,
d'une couleur jaune foncée, ayant la consistance du miel concret,
s'accompagnant de démangeaison et de prurit, et laissant voir
au-dessous d'elles, après leur chute, une surface rouge et légèrement engorgée.

La saignée, les topiques émollients, les lotions alcalines, les
purgatifs salins, les tisanes dépuratives, les bains sulfureux, tels
sont les moyens qui, d'après les renseignements qui nous ont été
transmis, ont été primitivement employés contre cette dermatose.

Traitement minéro-thermal : du 1er au 20 juin, vingt bains
aux Sources Llupia ; quatre verres par jour d'eau minérale en
boisson.

Comme moyens adjuvants : deux purgatifs salins, lotions iodo-
sulfurées.

Résultat du traitement : guérison durable...... Deux saisons
subséquentes à titre de traitement préventif.

CINQUANTE-CINQUIÈME OBSERVATION.

Dartre pustulo-crustacée, Impétigo chronique de la face, guérie à l'aide
d'une saison aux Eaux de Molitg.

S...B..., âgé de 18 ans, tempérament lymphatique, constitution
moyenne, a été affecté depuis sa première enfance jusqu'à l'âge

de sept à huit ans, d'une affection de la tête qui, d'après le peu de renseignements assez vagues qu'il m'est donné de recueillir et l'aspect actuel du cuir chevelu, semble devoir être rapportée à l'espèce dite teigne granulée. Après la disparition de cette gourme S... B... est sujet par périodes, qui coïncident généralement avec les époques de l'automne et du printemps, à des poussées exanthémateuses herpétiques, qui n'entraînent d'autres inconvénients, au dire du malade, qu'un sentiment de prurit modéré, qui s'effacent spontanément, et contre lesquelles on n'a jamais fait de médication préventive.

A l'âge de quatorze à quinze ans, S... B... est pris d'une varioloïde, à la suite de laquelle il voit surgir sur divers points de la face et du cou des plaques de mélitagre qui se montrent persistantes et constamment rebelles aux divers moyens de traitement qui leur ont été opposés. A son arrivée à Molitg-les-Bains, le 7 juin 1850, l'affection dartreuse de S... B... se présente sous la forme suivante : sur les parties latérales de la face et du cou, ainsi qu'à la nuque, croûtes variant d'étendue, depuis deux centimètres jusqu'à quatre; elles sont de forme irrégulière, d'une couleur jaune foncé, de consistance molle, entourées, pour la plupart, d'un cercle rouge surmontant une surface rouge et granulée, et donnant lieu à un sentiment de chaleur et de cuisson parfois fort incommode. Engorgement très apparent des glandes cervicales.

Traitement thermal : du 7 au 25 juin, 18 bains aux Sources Llupia; trois verres par jour d'eau sulfureuse en boisson.

Comme moyens adjuvants : sirop ferreux, cautérisation des surfaces dartreuses avec le nitrate d'argent.

Au départ du malade, guérison durable.... Saison préventive dans le courant de juin de l'année suivante.

CINQUANTE-SIXIÈME OBSERVATION.

Dartre pustulo-crustacée, Impétigo chronique de la face, guérie à l'aide
d'une médication par les Eaux de Molitg.

H... P..., âgé de 12 ans, tempérament lymphatique, constitution moyenne, arrive à Molitg-lés-Bains le 12 juin 1857, à
l'effet d'y suivre un traitement thermal pour une dermatose dont
il est atteint depuis six mois, et à laquelle on a opposé inutilement jusqu'à ce jour, les dépuratifs, les évacuants, des cataplasmes émollients, la pommade de concombre, le cérat soufré
et divers autres topiques. La partie centrale de sa joue gauche
est occupée par une croûte de forme circulaire, de 3 centimètres
de diamètre, à surface rugueuse et fort adhérente. Quand les
moyens de l'art en ont provoqué la chute, on voit le tissu sous-
jacent engorgé, rouge, parsemé de granulations, d'où s'exhale
le fluide visqueux dont la dessication donne lieu à la formation
de la croûte. Le prurit dont cette plaque dartreuse est le siége,
se convertit par intervalles en un sentiment de brûlure des plus
pénibles, qu'on ne parvient à atténuer que par l'emploi de topiques réfrigérants souvent renouvelés.

Traitement : du 12 juin au 1er juillet, 20 bains aux Sources
Llupia ; deux à trois verres d'eau minérale par jour en boisson.
Moyens adjuvants : cataplasmes mucilagineux, cautérisation avec
le nitrate d'argent.

Au départ du malade, amélioration notable, suivie de guérison
quelques semaines après son départ des Thermes.

CINQUANTE-SEPTIÈME OBSERVATION.

Dartre crustacée chronique, Impétigo de la face, compliquée de leucorrhée,
guérie à l'aide de trois cures aux Thermes de Molitg.

E... M..., âgée de 19 ans, tempérament lymphatico-nerveux,
constitution débile, impressionnable, a eu dans son enfance une

gourme, dont les traces qui existent au cuir chevelu démontrent combien elle fut intense et tenace. Nubile de quinze à seize ans, ses périodes menstruelles ont affecté toujours une marche des plus irrégulières, tantôt trop rapprochées, tantôt séparées par des intervalles de deux à trois mois ; sang excrété, pâle et généralement peu copieux; pendant les intervalles du flux caténial, leucorrhée abondante, âcre et verdâtre, avec douleurs gravatives dans le vagin, à l'hypogastre et aux cuisses, langueur, tiraillements d'estomac.

Le 12 juin 1853, E... M... vint à Molitg-les-Bains, non-seulement pour les états morbides ci-dessus spécifiés, mais encore pour une dermatose dont elle est atteinte depuis bientôt trois ans, et que les divers moyens de traitement jusque-là mis en usage ont été insuffisants à faire disparaître. C'est une large croûte occupant la plus grande partie de la joue gauche, épaisse, très adhérente, de couleur verdâtre et offrant quelque ressemblance avec la mousse, entourée d'un cercle rouge, reposant sur une base proéminente, granulée, d'où s'exhale la matière liquide, dont la prompte dessication détermine la reproduction de la croûte.

Première cure : 14 bains aux Sources Massia; injections pendant la durée du bain dans l'intérieur du vagin ; trois verres par jour d'eau minérale en boisson, coupée avec le sirop d'écorces d'orange; comme moyens accessoires : légères cautérisations de la plaque dartreuse avec le nitrate d'argent; un gramme par jour de citrate de fer. Au départ de la malade, amélioration notable des deux états morbides.

Deuxième cure, égale et semblable à la précédente, en 1854, suivie d'une guérison durable.

CINQUANTE-HUITIÈME OBSERVATION.

Impétigo, Dartre crustacée constitutionnelle, guérie à l'aide de trois médications par les Eaux minérales de Molitg.

Le 14 juillet 1859, A... G..., 67 ans, tempérament lymphatico-sanguin, bonne constitution, propriétaire-agriculteur, vient me

consulter, et me transmet les renseignements suivants : si loin
que ses souvenirs puissent remonter, et par conséquent depuis
une époque très reculée de son existence, il a été sujet, par intervalles plus ou moins rapprochés et sur diverses parties de l'appareil dermoïde, à des éruptions dartreuses qui parfois étaient
passagères et s'effaçaient spontanément, et dans d'autres circonstances se montraient d'une ténacité remarquable et nécessitaient
l'emploi d'une médication active et de longue durée. La dernière
crise qu'il a eue date de huit à neuf ans; elle s'est produite sur
les membres pelviens sous la forme de plaques irrégulières et de
diverses dimensions, qui ont bientôt sécrété une matière liquide
concrescible, ont augmenté graduellement d'étendue, se sont con-
fondues par leurs bords et ont fini par ne constituer qu'une seule et
unique incrustation, contre laquelle ont constamment échoué les
nombreux moyens de traitement dont A... G... a fait usage et
notamment les eaux minérales sulfureuses d'une station justement renommée. A... G... signale cette particularité, que sa mère
avait eu, de son vivant, des rougeurs et des boutons au visage;
que tous ses parents du côté maternel sont atteints, à des degrés
plus ou moins prononcés, de dermatoses invétérées, dont A...
G... ne peut d'ailleurs déterminer l'espèce que d'une manière
très imparfaite.

A son arrivée à Molitg-les-Bains, A... G... a les deux jambes,
depuis les genoux jusqu'au dessous des malléoles et la face dorsale des pieds, recouverts d'une croûte épaisse, d'une couleur
jaune foncé, rugueuse, fendillée et semblable à l'écorce d'un
arbre. Dans les parties dont la croûte a été récemment détachée,
on voit le derme rouge, excorié et sillonné sur certains points de
crevasses d'où s'écoule un liquide séro-sanguinolent qui se concrète et forme une incrustation nouvelle. La partie inférieure de
ses jambes et les environs des malléoles sont le siége d'une intu-
mescence œdémateuse considérable, qui rend la marche difficile
et douloureuse.

Premier traitement thermal : 22 bains aux Sources Massia;
trois verres par jour d'eau minérale en boisson; fomentations

avec le même liquide; comme moyens accessoires : bandage légèrement compressif; deux purgations à l'aide du sulfate de soude.
Au départ du malade, amélioration suivie de recrudescence au
commencement du printemps suivant.

Un deuxième traitement, semblable au précédent, en 1860,
amène une amélioration sensible et permanente.

Une troisième cure, secondée par l'établissement d'un cautère
à la partie interne et inférieure de la cuisse gauche et par l'administration longtemps prolongée de l'arséniate de soude, est suivie
d'une guérison durable.

Prurigo.

CINQUANTE-NEUVIÈME OBSERVATION.

Prurigo chronique guéri après trois cures à Molitg.

Mme J... B..., 54 ans, tempérament nerveux, constitution
moyenne, s'occupant des travaux du ménage. Elle signale en
fait d'antécédents morbides de date ancienne, des névralgies
faciales rebelles, des dérangements d'entrailles dont les boissons
sédatives et quelques précautions de régime faisaient d'ordinaire
assez prompte justice, des métrorrhagies survenues à sa quarante-
huitième année, qui s'accompagnaient de violentes douleurs
lombaires et furent le prélude de la suppression de sa fonction
menstruelle.

A une époque qu'elle ne peut préciser au juste, mais postérieure à celle des derniers incidents énoncés, Mme J...B... fut
prise sur diverses parties de la surface cutanée et principalement
aux épaules, aux membres et aux dos, de démangeaisons fort
vives qui se reproduisaient sous l'influence de toute cause d'excitation locale ou générale. Traitée sans aucun avantage appréciable
par les ressources ordinaires de la thérapeutique, par les bains
de toute espèce, par les eaux minérales d'une station renommée,
Mme J... B... vient, le 18 juillet 1853, suivant le conseil de son
médecin, réclamer les bienfaits de celles de Molitg-les-Bains.

A cette époque, sa maladie se présentait avec les caractères suivants : des papules, dont quelques-unes de formation récente et légèrement colorées en rouge, et les autres de même couleur que celles des téguments et pour la plupart recouvertes d'une croûte noire, sont répandues çà et là sur toute la surface de la peau, sauf la face ; aux épaules et aux jambes, qui sont les régions où elles apparaissent en plus grand nombre, sans toutefois affecter la forme confluente ; les intervalles qui les séparent sont excoriés et parsemés en quelques points de pellicules épidermiques ; la peau de ces parties est dense, ridée, épaissie et granulée comme la chair de poule ; les démangeaisons dont cette dermatose s'accompagne sont permanentes et acquièrent, par moments, un tel degré d'intensité que la malade ne peut résister au besoin de se gratter, et ne retrouve quelques instants de repos qu'après s'être déchiré le corps avec ses ongles.

Traitement hydro-minéral et ses résultats : 19 bains généraux, dont les douze premiers aux Thermes Barrère, et les autres à la baignoire de la Douche de l'Établissement Mamet ; quatre verres par jour d'eau minérale en boisson ; comme moyens adjuvants : vingt gouttes par jour d'alcoolature d'aconit dans un verre d'eau sucrée ; onctions avec la pommade de goudron opiacée. Au départ de la malade, amélioration très sensible.

Deux cures subséquentes effacent tous les symptômes, sauf un reste de sensibilité de la peau qui se révèle par le retour de quelques démangeaisons très supportables, sans éruption de papules, sous l'influence d'écarts de régime ou d'autres causes excitantes.

SOIXANTIÈME OBSERVATION.

Prurigo chronique, *Lichen ferox*, guéri à la suite de deux cures
à Molitg-les-Bains.

Mme A... S..., 53 ans, tempérament lymphatico-sanguin, constitution forte et replète, arrive à Molitg-les-Bains le 18 juin 1852. Elle énonce, à titre de circonstances commémoratives

que, sans avoir fait jamais de maladie grave, sa santé avait
toujours été délicate et sujette à de fréquentes indispositions
jusqu'à sa quarante-septième année, époque où elle avait cessé
de perdre ; que depuis ce temps un changement des plus remarquables s'était opéré dans l'état de sa complexion, qui était
devenue forte et obèse de maigre et débile qu'elle était antérieurement, mais que par une coïncidence malheureuse elle avait
commencé vers le même temps à ressentir les atteintes d'une
affection prurigineuse fort incommode et toujours persistante
malgré les diverses médications employées pour s'en débarrasser ; qu'en dernier lieu les souffrances résultant de cette
maladie s'étaient cruellement exaspérées et l'avaient contrainte
à venir à Molitg-les-Bains, dans l'espoir que les eaux de cette
station thermale porteraient quelque soulagement à son état qui
avait fini par devenir intolérable.

De mon exploration, nécessairement partielle et incomplète,
il résulte que Mme A... S... est atteinte de l'espèce de prurigo
désignée sous le nom de *lichen ferox*. Ses jambes et ses bras,
dont le tissu dermoïde offre les produits morbides caractéristiques de cette espèce de dermatose, sont littéralement lacérés
par l'action d'un grattage rude et violent exercé sur ces parties ;
mais il est des régions (la vulve et les téguments voisins) où le
mal sévit avec une intensité plus grande encore qu'aux endroits
qui ont été soumis à mon examen. Les sensations dont ces organes
sont le siége se manifestent sous la forme de paroxysmes irrégulières ; elles prennent la malade à l'improviste et naissent avec
la rapidité de l'éclair ; elles se composent d'un mélange de prurit,
de picotements, de chaleur brûlante et d'élancements ; la malade
sent alors le sang lui monter à la tête, sa face se colore vivement,
elle éprouve des bouffées de chaleur, des tintements d'oreilles,
des vertiges, qui l'obligent, quand l'accès la surprend dans la
station droite, à prendre un point d'appui sur les objets environ-
nants. Elle est pendant la durée de cette crise dans un état
d'agitation et d'anxiété extrêmes, et se livre, sur les parties
contaminées, à des manœuvres que la volonté ne dirige pas ou

est impuissante à maîtriser : elle accuse alors dans l'intérieur de sa tête des phénomènes extraordinaires qu'elle ne peut pas définir, et qui ont pour résultat un vague sentiment de terreur et l'appréhension d'un égarement prochain de la raison.

Traitement préliminaire : saignée générale déplétive, sangsues derrière les oreilles, laxatifs, bains mucilagineux, boissons délayantes et sédatives. — Traitement thermal : Un bain et quatre verres d'eau minérale par jour ; du 20 juin au 14 juillet, seize bains aux Thermes Llupia ; même dose d'eau minérale en boisson. Moyens accessoires : pommade de goudron belladonée, alcoolature d'aconit ; à la fin de la cure, établissement d'un cautère à la cuisse.

État de la malade au moment de son départ de l'Établissement : démangeaisons avantageusement modifiées, au point de vue de la fréquence et de l'intensité ; la peau des membres plus souple, moins épaisse et sans déchirures, à peine y voit-on quelques papules de nouvelle formation.

Une guérison qui semble alors ne plus rien laisser à désirer est le fruit d'une seconde cure thermale, faite l'année suivante dans le courant du mois de juin.

SOIXANTE-UNIÈME OBSERVATION.

Prurigo chronique, — Scrofule glandulaire, — constitution détériorée. Guérison du jeune malade après trois saisons thermales. — Dix cures postérieures ont pour effet de fortifier et de transformer son organisme.

P... C... est un enfant de quatre ans et demi, dont le père, fort et robuste, est sujet à des éruptions d'herpès-furfuracé, dont la mère est jeune, grande, maigre, d'une constitution chétive et d'une santé délicate. Après quelques semaines d'un essai malheureux de l'allaitement maternel, il fut confié à une nourrice qui avait beaucoup d'embonpoint, et qui se maintenait en bonne santé à l'aide d'un exutoire dont elle était parvenue à cacher longtemps l'existence. A une époque qu'on ne précise pas au juste, mais qu'on croit se rapprocher de celle où l'enfant fit ses premières dents, il fut affecté d'une gourme, qui du cuir chevelu, siége primitif de l'éruption, se propagea successivement à la face, au tronc et aux membres. Cette dermatose, caractérisée par des croûtes, d'étendue diverse, humides et jaunâtres, résista aux remèdes et se perpétua jusqu'au temps du sevrage de l'enfant (il avait alors vingt mois). A dater de ce temps, les phénomènes objectifs de la maladie commencèrent à se modifier : toutes les croûtes, sauf quelques-unes de la tête, devenues plus sèches, plus friables, finirent par tomber et par s'effacer d'une manière définitive. Dès lors apparition successive de phénomènes d'une autre espèce : sur diverses régions de la surface tégumentaire, apparurent en grand nombre et disséminés par-ci, par-là, des boutons ou élevures de dimensions variables, mais en général menues et à peine visibles à l'œil nu, lesquelles étaient précédées et accompagnées de démangeaisons, qui s'exaspéraient à intervalles plus ou moins rapprochés et se révélaient alors par l'agitation, les plaintes et les contorsions du petit malade. Cette affection prurigineuse, contre laquelle les moyens de l'art n'ont jamais eu de prise, s'est compliquée il y a douze à quinze mois d'un engorgement persistant des glandes de la partie gauche du cou, dont les remèdes internes et les pommades et emplâtres résolutifs ont été impuissants à arrêter le développement, et c'est à ce qu'on prétend, non sans motif légitime, à l'influence de ces deux états morbides coexistants, qu'on croit devoir attribuer l'état d'épuisement et de cachexie du petit malade, quand il fut porté à Molitg-les-Bains pour être soumis à l'usage des eaux minérales de cette localité. (L'énoncé précédent résulte d'une note sommaire qui me fut remise par la bonne du malade, et des renseignements qu'elle m'a fournis personnellement.)

Appelé auprès de lui dès l'instant de son arrivée aux Thermes (18 mai 1849), je constate l'état suivant : habitude du corps offrant les caractères du tempérament scrofuleux bien dessiné; peau sèche et blafarde; membres grêles, contrastant avec le volume des saillies articulaires; tête volumineuse, largeur de la

mâchoire inférieure, carie des dents, face ridée, vieillote, bouffissure des paupières ; — inappétence et dégoût pour les subs-
tances alibiles, paresse des digestions, ventre gros, tantôt diarrhée, tantôt constipation ; — au sommet et sur le derrière de la
tête, quelques croûtes d'une couleur gris obscur, irrégulières,
anguleuses, analogues à des fragments de mortier, et recouvrant
une surface tuméfiée, rouge, parsemée de petits abcès, qui fournissent la matière purulente dont la dessiccation produit la
croûte ; — la partie latérale gauche du cou est le siége d'une
tumeur volumineuse, s'étendant de l'angle de la mâchoire à la
clavicule ; elle est irrégulière, bosselée, indolore, sans changement de couleur à la peau ; on y reconnaît deux petits points de
fluctuation ; une grande partie de la surface tégumentaire est
recouverte de papules généralement menues et à peine du volume
d'une tête d'épingle, les unes encore pleines et intactes, les autres surmontées d'une croûte ou d'une pellicule épidermique ;
en quelques points, et notamment aux oreilles et aux fesses, les
téguments intermédiaires aux papules, irrités par les frottements
et les ongles du malade sont recouverts de furfurations, de déchirures, et sensiblement hypertrophiées aux régions voisines de
l'anus ; les démangeaisons qui accompagnent cette dermatose ne
se manifestent pas constamment avec le même degré d'intensité ;
en général, modérées et supportables, elles se montrent par moments vives et aiguës (au dire de la bonne, ces crises coïncide-
raient avec les époques correspondantes aux changements de la
lune), et s'exaspèrent alors à ce point que le malheureux enfant
en est réduit à passer des nuits entières dans sa couche à se
gratter, à s'agiter, à se lacérer le corps jusqu'au sang.

Traitement hydro-minéral : tous les jours, un bain général aux
Thermes Llupia (les douze premiers additionnés d'une dissolution
de colle de Flandre) ; deux verres d'eau minérale et de lait édul-
corés avec le sirop d'écorces d'oranges, dose qui doit être progressivement augmentée jusqu'à concurrence de trois à quatre
verres ; légères douches sur la tête ; comme adjuvants : deux
cuillerées dans le courant de la journée de sirop anti-scorbutique,

délayé dans la tisane de houblon; applications alternatives, sur l'engorgement strumeux, de cataplasmes émollients et de pommade d'hydriodate de potasse.

État du malade au vingt-cinquième jour du traitement : atténuation très sensible de l'affection prurigineuse ; les exacerbations de prurit et de démangeaison ne se sont pas reproduites, la peau s'est dépouillée de ses croûtes et de ses furfures, on n'y voit que de très rares papules de formation récente ; — l'engorgement glandulaire, en voie de résolution, est réduit à la moitié de son volume primitif, ne présente plus de points de fluctuation ; la santé générale notablement améliorée, appétit plus prononcé, digestion plus facile, teint moins pâle, chairs moins flasques, sommeil normal, retour progressif des forces.

Onze cures subséquentes, accomplies pendant la durée de dix ans consécutifs, ont eu pour résultat : la première d'effacer radicalement tous les symptômes de l'affection complexe précédemment décrite ; les autres, de consolider la guérison du jeune P... C..., et sans nul doute de contribuer, pour une bonne part, à imprimer sur son organisme si profondément vicié, le cachet d'énergie et d'activité vitale qui est dévolu à un bon tempérament, à une constitution saine et robuste.

Couperose (varus, acné).

SOIXANTE-DEUXIÈME OBSERVATION.

Varus acne rosacea, Couperose, guérie à l'aide de trois cures
aux Thermes de Molitg.

J... V..., 21 ans, tempérament lymphatico-sanguin, bonne constitution, mal réglée ; elle est affligée depuis cinq ans d'une dermatose de la face, qui a été récemment combattue par les saignées, les sangsues à la vulve et derrière les oreilles, les bains généraux, les bains de siége, les pédiluves, les purgatifs, les tisanes dépuratives, etc. Cette maladie est ainsi caractérisée : la peau du front, des joues et des parties latérales du nez, est colorée d'un rouge vif et en quelques points d'une nuance violette; çà et là, elle est parsemée de pustules, dont les unes sont remplies d'un fluide laiteux, et les autres recouvertes d'une croûte noirâtre; ces parties deviennent souvent le siége d'un prurit des plus violents.

Une première cure de dix-sept jours (du 5 au 24 juin), composée de 15 bains généraux, d'autant de douches aux jambes, de l'usage interne de l'eau minérale, à la dose de cinq verres par jour, aidée d'une application de sangsues aux apophyses mastoïdes et de deux purgations, est suivie d'une amélioration qui se continue.

Deux autres cures semblables, moins les moyens adjuvants, atténuent les symptômes morbides de façon à ne laisser dans les parties qu'ils occupent qu'un excès de sensibilité qui fait qu'elles rougissent et s'injectent vivement sous l'influence de toute cause excitatrice, soit morale, soit physique; mais en général ce phénomène disparaît avec une rapidité égale à celle de son apparition.

SOIXANTE-TROISIÈME OBSERVATION.

Varus acne rosacea, Couperose, guérie à l'aide d'une cure
aux Eaux de Molitg.

Mme de C..., 48 ans, tempérament lymphatico-sanguin, constitution vigoureuse, est affectée d'une couperose dont elle fait remonter le début au printemps de 1857 (époque postérieure, de quelques mois, au commencement de son séjour dans un pays dont le climat, par le haut degré de la température, contraste avec celui de son pays natal). Bien que traitée fort activement par les moyens ordinaires de l'art, et en dernier lieu par les procédés du docteur Rochard, cette dermatose n'en a pas moins continué sa marche ascendante, et présente à mon examen, le 13 juin 1860, les particularités suivantes : coloration de la face en rouge érythémateux, aux parties latérales et aux oreilles; en rouge foncé, tirant sur le violet, aux joues, au nez, aux lèvres et au menton ; aux pommettes et au nez, siége d'une hypertrophie qui a grandement exagéré les dimensions de ces parties de la face, se voient des plaques légèrement saillantes, irrégulières, recouvertes de pustules acuminées, de croûtes noires, de points bleuâtres et de saillies linéaires, résultant de la dilatation des vaisseaux cutanés ; ces produits morbides apparaissent aussi, mais plus clairsemés, aux parties latérales et au menton ; la peau du front plus épaisse et endurcie par places, notamment au-dessous des régions sourcillières, est pointillée de tannes, de pustules acuminées, est rude au toucher, et recouverte çà et là de pellicules épidermiques ; par moments, vifs sentiments de démangeaison ou de chaleur ardente.

Traitement minéral et ses résultats : 45 bains généraux et autant de douches de cinq minutes de durée, aux extrémités inférieures, aux Sources Llupia ; un litre par jour d'eau minérale en boisson ; lotions avec le même liquide refroidi ; un quart de lavement minéral, qui doit être gardé, pris au moment du coucher.

A la fin de la cure, amélioration très prononcée ; les grosseurs et les irrégularités des pommettes et du nez sont presque effacées ; il y a diminution notable de la couleur morbide du visage, retour de l'expression et de la finesse naturelle des traits.

SOIXANTE-QUATRIÈME OBSERVATION.

Varus érythémato-pustuleux, couperose compliquée de congestion cérébrale ; amélioration sensible après une saison à Molitg.

J... D..., ancien militaire, 61 ans, tempérament biliososanguin, bonne constitution, n'ayant jamais fait de maladie grave, et usant des plaisirs de la table et des boissons alcooliques. — Il est depuis longues années atteint d'un varus érythémato-pustuleux qui s'est progressivement aggravé sous l'influence d'un régime de vie défectueux qu'il s'est refusé constamment de modifier. Le 25 juin 1848, il se présente à ma consultation, et alors je constate : face généralement rouge et injectée, offrant çà et là et en quelques endroits, sous forme confluente, les pustules, les croûtes, les intrications vasculaires qui sont particulières à cette dermatose, quand elle est arrivée à un haut degré d'intensité ; le nez démesurément grossi (il paraît avoir le double de son volume primitif) est déformé par des plaques saillantes, rugueuses, pleines d'inégalités, analogues à des végétations, et coloré d'une teinte livide qui ajoute encore à l'aspect disgracieux de la face ; il est constamment le siége d'un sentiment de chaleur incommode, assez souvent de prurit et de picotement, et parfois d'élancements qui réveillent le malade en sursaut. A ces souffrances qui ont fini par éveiller la sollicitude du malade, sont venus se joindre, dans les derniers temps, des phénomènes d'hypérémie cérébrale, tels que lourdeur de tête, somnolence, vertiges, vision de bluettes, fourmillement des mains, faiblesse des extrémités inférieures, etc.

Après avoir satisfait à l'aide des agents thérapeutiques appropriés aux indications résultant de la nature de l'état morbide coïncidant, la médication hydro-minérale est ainsi instituée : un bain général par jour, avec des fomentations froides sur la tête pendant sa durée, précédé d'une douche de quelques minutes aux extrémités inférieures, quatre verres d'eau minérale à prendre dans la matinée, lotions sur la face avec l'eau minérale refroidie ; tous les cinq jours application de sangsues aux narines ; le lendemain de la saignée, purgation avec une décoction de feuilles de séné et de pensées sauvages. — Cette médication qui s'est continuée depuis le 4 juillet jusqu'au 28 de ce mois, a pour effet d'amener dans l'état du malade les modifications suivantes : diminution très marquée des teintes morbides de la face et des sensations pénibles dont elle est le siége ; le nez a notablement perdu de son volume, ses protubérances sont presque effacées ; l'amélioration est telle, qu'il est permis d'espérer une guérison plus ou moins prochaine si le malade possède assez d'empire sur lui-même pour maîtriser les habitudes vicieuses invétérées qui ont provoqué sa maladie ; mais ce pronostic n'a pu être vérifié faute de renseignements ultérieurs.

SOIXANTE-CINQUIÈME OBSERVATION.

Mentagre, varus tuberculo-pustuleux de la face ; une cure thermale faite au mois de janvier est suivie de guérison.

A... C..., 43 ans, tempérament sanguin, constitution forte, propriétaire-agriculteur; — il vient le 17 janvier 1852, à Molitg-les-Bains, pour une dermatose qui se présente avec la forme suivante : le tissu cutané du menton, des régions sous-maxillaires, des lèvres et des parties latérales de la face est généralement rouge, épaissi, recouvert de pustules volumineuses, à sommet vésiculeux ou purulent, à base circonscrite, dure, rouge et enflammée, de croûtes épaisses, noirâtres, la plupart très adhérentes et reposant sur une base tuberculeuse; réunis en groupes sur les côtés du menton et vers les commissures des lèvres, ces éléments pathologiques se présentent là sous forme de plaques irrégulières, formant un relief au-dessus du niveau de la peau; aux parties latérales de la face, les pustules et les croûtes se rapprochent, par leur couleur et l'absence des tubercules, de l'impétigo ou dartre mélitagre; toutes ces parties sont le siége d'un sentiment de démangeaison continuel, et par moment de cuisson douloureuse tellement intense qu'elle prive le malade de sommeil.

Traité inutilement depuis le début de sa dermatose, par les moyens ordinaires de l'art, le malade vient à Molitg malgré la rigueur et les intempéries de la saison, pour y chercher un soulagement à ses souffrances qui, de jour en jour, se font sentir et plus fréquentes et plus insupportables.

Médication préparatoire : saignée générale, application de sangsues à la marge de l'anus, purgatifs avec le sulfate de soude, boissons délayantes, une pilule de Méglin tous les soirs, fréquents lavages avec la décoction de laitues et de pavot, cataplasmes avec la fécule de pomme de terre; nourriture légère.

Traitement hydro-minéral (sa durée est comprise entre le 25

janvier et le 15 février suivant) : usage des sources Llupia en bains, en boissons, en lotions et fomentations sur la face, en quarts de lavements qui doivent être gardés, secondé par la continuation du régime doux et des boissons émollientes précédemment indiquées.

A la fin de cette cure, amendement sensible, résolution presque complète des pustules et des noyaux d'engorgements tuberculeux, grande atténuation des sensations douloureuses, sommeil normal; guérison durable peu après le départ des thermes.

SOIXANTE-SIXIÈME OBSERVATION.

Varus tuberculo-pustuleux, dartre pustuleuse, mentagre; amélioration sensible par une cure aux bains de Molitg.

B... S..., 47 ans, tempérament bilioso-sanguin, constitution détériorée; il est atteint depuis quatre ans d'une dartre pustuleuse, dont la cause prétendue est attribuée à l'action d'un rasoir malpropre, qui s'est perpétuée et progressivement exaspérée par l'incurie du malade et sous l'influence d'une alimentation excitante et peu réparatrice. A son arrivée à Molitg-les-Bains, le 15 juin 1857, je note les particularités suivantes : pustules variant, quant au volume, depuis celui d'une vésicule eczémateuse jusqu'à celui d'un grain de millet, à forme généralement discrète, mais agglomérées en certains points, notamment à la région sous-maxillaire droite et au menton, de manière à constituer des plaques saillantes composées de pustules et de croûtes épaisses qui dépassent l'extrémité des poils avec lesquels elles sont entremêlées; sur divers points de la barbe, on voit des parties de la peau, d'une étendue de deux à quatre centimètres, dénudées de poils, d'une teinte violacée et d'un aspect lisse et poli; la lèvre supérieure, qui est la partie où le mal exerce actuellement sa plus grande virulence, est boursouflée d'une grosseur difforme, surmontée au niveau des narines d'une croûte noire, dure, rugueuse, adhérente et recouverte, sur les parties latérales, de boutons pustuleux et de croûtes jaunâtres ; démangeaisons sur toutes les parties de la face ; sentiment de tension et de prurit ardent à la lèvre.

Traitement préparatoire : couper avec les ciseaux les poils de la barbe aussi près que possible de la peau ; lotions et cataplasmes émollients, en vue de calmer l'irritation inflammatoire des parties, de ramollir et de faire tomber les croûtes ; quatre grammes de magnésie décarbonatée, boissons délayantes et mucilagineuses, aliments doux et de facile digestion.

Traitement thermal : du 21 juin au 24 juillet suivant, un bain général et trois verres d'eau minérale en boisson tous les jours ; légères douches en arrosoir sur le siége du mal ; insister sur les lotions d'eau thermale refroidie dans le courant de la journée. Comme moyen adjuvant, employé dans les derniers temps du traitement, application sur la lèvre d'une solution concentrée de foie de soufre.

Résultat du traitement : croûtes, pustules, démangeaisons, totalement effacées ; tubercules restants moins durs et moins volumineux ; lèvre notablement réduite et moins difforme ; le malade est en bonne voie de guérison, mais celle-ci n'a pu être formellement constatée, faute de renseignements ultérieurs.

Dartre rongeante *(Lupus)*.

SOIXANTE-SEPTIÈME OBSERVATION.

Dartre rongeante chronique, *Lupus exedens*, siégeant au nez dont les parties constituantes ont été presque entièrement détruites ; guérison par deux cures thermales.

J... P..., 20 ans, tempérament lymphatique, constitution moyenne, est affligé, depuis son enfance, d'un ulcère rongeant inutilement traité par les moyens internes et les divers caustiques préconisés contre ce genre de lésion. Des renseignements fournis par le malade, il résulte que de la membrane olfactive, où il avait primitivement établi son siége, cet ulcère s'était, par une progression lente mais continue, propagé aux ailes, au lobe du nez, à la peau qui la recouvre dans toute son étendue; avait successivement détruit celle-ci, les cartilages, les fibro-cartilages et les pièces osseuses qui entrent dans sa composition. A l'époque où J... P... vint réclamer les bienfaits des eaux de Molitg (20 mai 1851), on ne voyait presque plus de vestiges des divers tissus constitutifs de cet organe; les os carrés avaient complétement disparu, les apophyses montantes des os maxillaires supérieurs étaient aux trois quarts corrodées; on voyait largement ouvertes les cavités profondes et les anfractuosités des fosses nasales, lubrifiées par une matière jaunâtre, putrilagineuse, mélange infect de mucus et du produit de la sécrétion morbide; c'était dégoûtant, nauséabond autant que hideux à voir. Une particularité à noter, comme caractéristique de cette nature de dermatose qualifiée de cancer par le vulgaire, c'est qu'en aucun temps de son évolution elle n'avait fait sensiblement souffrir le malade et n'avait influé sur son état de santé, qui s'était maintenu dans des conditions généralement satisfaisantes.

Traitement thermal : 40 bains généraux, boisson de l'eau minérale, à la dose de cinq verres par jour, lotions et fomentations de ce même liquide, dans l'intervalle des bains.... Sous l'influence de cette médication, l'ulcère se déterge, ses fongosités se fondent, sa surface se colore d'une belle teinte rosée, elle se recouvre de bourgeons charnus de bonne qualité; le travail de la cicatrisation se dessine, dès lors, d'une manière bien prononcée, et se continue sans incidents jusqu'au mois de septembre suivant, où le malade fait une seconde cure, à la suite de laquelle il obtient une guérison qui ne s'est pas démentie.

SOIXANTE-HUITIÈME OBSERVATION.

Dartre rongeante, *Lupus exedens*, — santé générale détériorée, — 1re cure, amendement notable qui permet au malade de reprendre l'exercice de son état; — des cures subséquentes ont pour effet de consolider les bienfaits obtenus.

Le 22 mai 1857, je fus consulté par J... F..., cordonnier, habitant un village du Roussillon, pour une dermatose dont il était affligé depuis quatre ans.... Il fait ainsi le récit des premières phases de sa maladie et des circonstances qui en ont précédé le développement : « Jusqu'à l'âge de 41 ans, il avait joui d'une bonne constitution et ne se rappelait pas avoir fait jamais de maladie grave. A cette époque de sa vie, il avait été frappé par une mesure rigoureuse que ses antécédents et sa conduite étaient loin de justifier. Impliqué, par suite d'une déplorable méprise, dans une malheureuse affaire politique, il avait été compris au nombre des habitants de sa commune qui furent déportés en Algérie, dans le courant du mois de mars 1852. A sa rentrée en France, le mois de mars de l'année suivante, il avait été pris d'une fièvre intermittente quotidienne, à paroxysmes violents et de longue durée, qui résista durant six semaines aux moyens actifs de traitement qui lui furent opposés. Peu de temps après la suppression de cette fièvre, il avait été atteint d'une affection d'un autre genre (sinon d'une autre nature), il vit surgir, en diverses parties de son corps, de petites tumeurs de couleur rouge foncé, de forme ovalaire, solides, dures, qui se laissaient toucher et déprimer sans occasionner de douleur; ces tumeurs avaient grossi avec lenteur et s'étaient développées, en conservant leur forme primitive, jusqu'à acquérir des dimensions qui variaient depuis 3 jusqu'à 6 centimètres et même davantage; sur elles avaient apparu plus tard des entamures spontanées (érosions) qui s'étaient progressivement étendues sur toute leur surface, en même temps qu'elles corrodaient les chairs sous-jacentes. Par suite de la ruine de sa santé, de l'épuisement de ses forces et de la situation de quelques-unes de ses plaies au voisinage des articulations, il se trouvait, depuis son retour en France, dans l'impossibilité de reprendre l'exercice de sa profession, et par conséquent de subvenir aux besoins de sa famille. »

État du malade lors de son arrivée à Molitg : santé générale sensiblement détériorée, amaigrissement, pâleur et bouffissure de la face, œdème des extrémités inférieures, inappétence, insomnie, pouls accéléré, découragement, caractère aigri par les souffrances morales ; — dix-neuf solutions de continuité offrant les caractères des ulcères rongeants, à base tuberculeuse, sont disséminées sur diverses régions de la surface tégumentaire, et situées aux lieux ci-après indiqués, savoir : deux au côté gauche de la face ; une à la partie antérieure de l'épaule droite, vis-à-vis de l'articulation scapulo-humérale ; une à la partie interne et moyenne de la cuisse gauche ; deux à la partie inférieure externe de la jambe du même côté ; deux à la partie antérieure et supérieure de l'avant-bras gauche ; deux à la partie supérieure et postérieure de cet avant-bras ; cinq disséminées sur les diverses parties de la cuisse droite ; quatre à l'avant-bras droit, dont une au coude sur l'éminence osseuse dite olécrane. Ces ulcères à base livide et fongueuse, à bords élevés et boursouflés, sécrètent, pour la plupart, un liquide ichoreux, d'une odeur forte et repoussante ; quelques-uns, comme ceux de la face et du coude, sont actuellement recouverts d'une croûte épaisse, brunâtre et adhérente ; certains offrent, sur une partie de leur surface, une matière épaisse, gluante, de la consistance de la bouillie ; on constate, sur quelques-uns, la destruction jusqu'au périoste des tissus sous-jacents.

Une saison thermale de dix-huit jours de durée, pendant laquelle J... F... prend 24 bains généraux aux Thermes Llupia et un litre par jour d'eau minérale en boisson, amène les résultats suivants : cicatrisation des ulcères de la face, du coude et de l'épaule ; amendement sensible des autres lésions locales, santé générale bien améliorée, retour des forces suffisant pour permettre à J... F... de reprendre incessamment le travail de son état, qu'il avait été forcé d'abandonner depuis quatre ans... Une seconde cure thermale, faite au mois de mai de l'année suivante, fut suivie de la guérison des autres ulcères, sauf de celui qui occupait la partie inférieure interne de la jambe gauche, qui ne s'est jamais complétement cicatrisé, qui s'exaspère et s'envenime en hiver, pour s'amender au printemps, quand J... F... vient faire sa cure habituelle à Molitg; mais il y a lieu de penser que la persistance de celui-ci tient, d'une part à la durée insuffisante des derniers traitements (douze à quinze jours), et de l'autre à ce que J... F... exerce, indépendamment de son métier ordinaire, une industrie qui l'assujettit pendant un certain temps de l'année à des marches forcées et à la station droite longtemps prolongée.

SOIXANTE-NEUVIÈME OBSERVATION.

Dartre rongeante chronique, *Lupus exedens*, occupant la face, la partie droite du cou, l'épaule et une partie de la région dorsale du même côté, guérie à la suite de quatre cures thermales.

H... B..., âgé de 33 ans, tempérament lymphatico-sanguin, constitution forte, négociant. — Il était, depuis six ans, atteint d'un esthiomène qui, après avoir successivement envahi toutes les parties de la face, s'était propagé à la partie latérale droite du cou, à l'épaule droite et à une grande partie de la région dorsale du même côté. Une médication énergique avait été opposée à cette maladie, mais sa marche envahissante n'avait pu être arrêtée que par les eaux d'Avène, où le malade avait fait deux longues saisons. A son arrivée à Molitg-les-Bains, le 25 mai 1849, H... B... était dans l'état suivant : visage tuméfié et coloré de teintes diverses; sur un fond légèrement rosé on voit entremêlées çà et là des plaques irrégulières, formées par des groupes de petites tumeurs aplaties, lenticulaires, indolentes, d'un rouge fauve et dépassant à peine le niveau de la peau; de plaques rouges, dont les unes sont luisantes et les autres furfuracées, de points blancs et de lignes ou espèces de brides de même couleur et analogues à des cicatrices résultant d'une brûlure; le front, les joues et les paupières sont le siége d'un gonflement tel, que les yeux sont enfoncés de plusieurs centimètres et comme cachés au fond des orbites; les narines obstruées par une croûte épaisse et d'un jaune foncé, produite par l'ulcération de la membrane de Schneider; le lobe du nez grossi, déformé et d'une remarquable dureté. Aux parties du cou, de l'épaule et du dos où s'étend l'esthiomène, les tissus sont moins tuméfiés, mais la peau de ces régions est jaspée, comme la face, de nuances diverses; la région sous-épineuse est occupée par un ulcère superficiel, de forme irrégulière, recouvert par places de croûtes sèches, adhérentes, d'un brun jaunâtre, sécrétant un ichor fétide et abondant, et entouré, inférieurement et sur les côtés, d'une peau injectée, ramollie et tuméfiée.

Médication hydro-minérale : 35 bains généraux aux Sources Massia, des lotions répétées au visage et au dos dans le courant de la journée, deux litres d'eau minérale en boisson par jour, composèrent le traitement thermal suivi par H... B... depuis le 25 mai jusqu'au 4 juillet suivant; le résultat de ce traitement fut une diminution très sensible de l'engorgement de la face et de l'ulcère du dos. — Trois autres saisons d'une durée de trente à trente-cinq jours chacune, qui furent faites, la première en septembre 1849, et les deux autres l'année suivante, amenèrent successivement le retrait sur elles-mêmes de toutes les parties engorgées, la cicatrisation des ulcères du dos et des fossés nasales, la résorption complète des tumeurs tuberculeuses, et finalement une guérison qui ne laissait à désirer que la disparition ultérieure, mais malheureusement problématique, des lignes blanches et des plaques luisantes dont le visage du malade était encore marqué.

SOIXANTE-DIXIÈME OBSERVATION.

Dartre rongeante chronique occupant la racine du·nez. — Guérison
à la suite de deux cures thermales.

J... D..., 32 ans, tempérament lymphatico-sanguin, jouissant
d'une bonne santé habituelle, était, depuis son jeune âge, sujet
à des éruptions herpétiques de l'espèce furfuracée *(pityriasis)*,
ayant d'ordinaire leur siége de prédilection à la face. Il avait eu,
en 1846, une blennorhagie virulente qui fut combattue par la
potion de Choppar, par les injections émollientes, sédatives et
astringentes, et laissa après elle le suintement séro-muqueux
vulgairement appelé goutte militaire. — En 1852, à la suite
d'émotions vives résultant d'une perte d'argent et du dérangement de ses affaires, il lui était survenu à la réunion de la
racine du nez avec le front un bouton dur et rougeâtre qui,
après être resté plus d'un an stationnaire, s'était transformé en
ulcère rongeant, contre lequel on avait employé vainement les
purgations, les dépuratifs, divers onguents et pommades, plusieurs
cautérisations avec le nitrate d'argent et le nitrate acide de mercure.—A son arrivée à Molitg-les-Bains, le 25 août 1853, l'ulcération, de forme très irrégulière, s'étendait transversalement de
l'extrémité interne de l'arcade sourcilière gauche jusqu'à deux
lignes au-delà de l'extrémité interne de celle du côté opposé; de
haut en bas, depuis la partie inférieure de la région frontale jusqu'à une ligne et demie de l'angle interne de l'œil gauche, où
elle se terminait en pointe, avec des bords sinueux et taillés à pic;
partout ailleurs, les bords de l'ulcère étaient gonflés, boursouflés,
entourés d'une peau rugueuse et recouverte de pellicules squammeuses; son fond, d'où s'exhalait une matière sanieuse et fétide,
était fongueux, livide et plein d'inégalités.

Médication hydro-minérale et ses résultats : 24 bains généraux
aux Sources Llupia; deux litres par jour d'eau minérale en
boisson; lotions sur l'ulcère avec ce liquide; comme adjuvants :

solution de Péarson ; application sur l'ulcère d'une pommade composée d'onguent basilicum, de poudre de sabine et d'oxide rouge de mercure.

État du malade au moment de son départ : le fond de l'ulcère uni et d'un beau rouge, ses bords affaissés, travail de la cicatrisation apparent en quelques points et notamment à la partie voisine de l'œil ; elle se complète à la suite d'une seconde cure, faite dans le courant du mois de juin de l'année suivante.

Affections de l'appareil digestif.

SOIXANTE-ONZIÈME OBSERVATION.

Gastro-entérite chronique, avec ulcère du pylore, guérie à la suite d'une cure aux Eaux de Molitg-les-Bains.

Le 17 juin 1859, je suis appelé auprès de l'abbé N..., qui désire me consulter à l'occasion d'une maladie dont je vais résumer les principaux traits, et pour laquelle on lui a conseillé de faire une saison à Molitg-les-Bains. 32 ans d'âge, constitution vigoureuse antérieurement, aujourd'hui sensiblement altérée et portant l'empreinte extérieure caractéristique d'une lésion grave des viscères de l'abdomen ; teint pâle et terreux ; peau sèche et ridée ; maigreur très prononcée ; bouffissure des paupières, œdème des extrémités inférieures, pouls vif, accéléré ; chaleur mordicante ; abattement très sensible des forces ; abdomen gros, tendu, sensible à la pression dans toutes ses parties et notamment à la région épigastrique, où le palper donne la sensation d'une tumeur profonde, imparfaitement circonscrite et correspondante à l'ouverture pylorique ; parfois douleur vive, mais non lancinante qui de ce point s'irradie à la région dorsale ; vomissements plus ou moins fréquents, mais se reproduisant au moins une fois dans les vingt-quatre heures, et composés de matières alimentaires, des liquides ingérés, de mucosités filantes, et dans les derniers temps de matières purulentes, tantôt rougeâtres et tantôt d'un blanc sale, avec des stries de sang; alternative de constipation et de diarrhée, parfois de lienterie; sensation continuelle de froid aux extrémités inférieures.

En présence d'une aussi lamentable situation qui, au premier abord, apparaît à mes yeux comme devant aboutir fatalement à une funeste terminaison, on comprend combien est délicate et embarrassante la question qui m'est, en ce moment, adressée par le malade touchant l'opportunité d'un traitement thermal. Toutefois considérant, d'après des renseignements aussi précis que circonstanciés, que le début de son affection ne remonte guère qu'à deux ans; que durant les vingt-deux premiers mois de sa durée, elle n'avait pas dépassé les limites d'une simple indisposition qui ne l'empêchait pas de vaquer aux occupations de son ministère; qu'elle ne s'était plus tard aggravée et n'avait revêtu la forme actuelle que sous l'influence et par le concours de plusieurs causes délétères d'une grande activité, à savoir : le surcroît de travail que le malade avait accompli dans les dernières semaines du dernier carême, qu'il avait passées dans le jeûne et les macérations, — et le traitement empirique, incendiaire (vomitifs et purgations répétées) qu'on avait appliqué, d'après la fausse interprétation qui avait été donnée à la nature de sa maladie;

Considérant, d'autre part, que l'abbé N... avait été précédemment sujet sur divers points, et plus particulièrement sur les parties voisines des articulations, à des douleurs plus ou moins persistantes, qui s'étaient produites pendant son séjour dans une localité froide et humide où la neige est longtemps stationnaire, et que ces douleurs, depuis l'invasion de la maladie actuelle, avaient complétement cessé de se faire sentir;

Considérant que, d'après l'ordre suivant lequel ces deux séries de phénomènes morbides se sont produites et développées, il y a naturellement lieu de les envisager comme des manifestations successives d'une cause organique générale qui, dans l'espèce, me semble devoir être le vice rhumatismal, et par conséquent ne différant entre elles que par la forme et le siége;

Par ces motifs, confiant, jusqu'à un certain point, en la justesse de mon aperçu théorique, et fort, d'un autre côté, de mon expérience personnelle sur l'action puissante des sources de Molitg dans le traitement des diverses lésions dépendantes de la diathèse arthritique ou rhumatismale en général, je me crois suffisamment autorisé à ne pas trop mal augurer de l'intervention de ce remède dans le cas particulier qui est soumis à mon appréciation, et par suite à me ranger de l'avis de l'homme de l'art qui a formulé l'indication de son emploi.

Médication hydro-minérale et ses résultats : au début et jusqu'au dixième jour de la cure, mélange d'eau minérale et de lait, édulcoré avec le sirop de fleur d'orange, par dose croissante jusqu'à trois verres par jour. A dater de cette époque, la même dose d'eau minérale prise sans mélange dans le courant de la matinée; un bain général par jour aux Thermes Llupia, et de temps à autre une douche de quelques minutes aux extrémités inférieures. — Comme adjuvants : frictions sur l'abdomen, faites alternativement avec la pommade d'Autenricth et l'huile de croton-tiglium; frictions aux extrémités inférieures avec des linges imprégnés de fumée de karabé.

Résultats du traitement, qui a duré vingt-cinq jours : amélioration notable, disparition complète des vomissements et de la diarrhée; à dater du sixième jour de la cure, lait et bouillon gélatineux parfaitement digérés et pris avec grand appétit, retour sensible des forces.

SOIXANTE-DOUZIÈME OBSERVATION.

Gastro-entérite chronique compliquée d'accès larvés ; — guérison à la suite d'une cure thermale.

Mlle E... N..., 18 ans, tempérament lymphatico-nerveux, constitution frêle, avait eu une phlegmasie sur-aiguë de la muqueuse gastro-intestinale, accompagnée d'accès irréguliers d'une intensité très grande, caractérisés par de la céphalée, du malaise, de l'anxiété, des lipothimies allant parfois jusqu'à la syncope. — A l'aide d'un traitement aussi actif et énergique que les circonstances pouvaient le comporter, on était parvenu à enrayer la marche de cette maladie, qui s'était montrée d'une ténacité désespérante; les symptômes en étaient fort amendés, il n'y avait plus de ballonnement, de tension ni de douleurs abdominales; il n'y avait plus de mouvement fébrile continu, les accès larvés étaient tenus en échec par le sulfate de quinine employé suivant la méthode iatraleptique, retour du sommeil, etc.; et toutefois la guérison proprement dite n'arrivait pas; la malade affaiblie et découragée était dans le marasme; il y avait indication urgente à restaurer cet organisme épuisé qui s'en allait à vue d'œil; mais l'estomac malheureusement ne fonctionnait pas; cet organe, d'une irritabilité toujours excessive, s'insurgeait contre les analeptiques et les réconstituants; c'est à peine si, dans les 24 heures, on pouvait faire passer trois à quatre tasses d'un bouillon léger, et quelques cuillerées d'une potion adoucissante. C'est dans ces conditions qu'on songea à envoyer cette intéressante malade à Molitg-les-Bains, où elle arrive le 25 juin 1865. — Le lendemain de ce jour, Mlle E... N... commença le traitement thermal qui est institué d'après le mode suivant : un bain général par jour, d'une durée progressive d'un quart d'heure à une heure, aux Thermes Llupia; ingestion de l'eau de la buvette mélangée avec le lait, en commençant par un demi-verre de ce mélange et augmentant progressivement la dose, suivant les degrés croissants de la tolérance, jusqu'à concurrence de trois verres, pris dans la matinée.

Après 18 jours de traitement, l'amélioration, je pourrais dire la guérison, est tellement sensible que Mlle E... N... peut manger, quoique avec modération, et parfaitement digérer la plupart des aliments qu'on sert communément à la table de l'hôtel; qu'elle fait depuis quelques jours et sans en éprouver de la fatigue d'assez longues promenades dans les environs des Thermes.

SOIXANTE-TREIZIÈME OBSERVATION.

Hépatite chronique, guérie à la suite d'une cure thermale.

H... D..., âgée de 56 ans, tempérament lymphatico-sanguin, constitution moyenne, a été sujette, depuis sa ménopause survenue vers sa 46ᵉ année, à des attaques d'hémorrhoïdes fluentes et très douloureuses qui furent supprimées, il y a deux ans, par un lavement d'eau froide. A dater de cette époque, altération de la santé, trouble des fonctions gastro-intestinales, dyspepsie avec sentiment de plénitude et de lourdeur de l'estomac après ses repas, flatuosités, ballonnement du ventre, selles irrégulières, sentiment continuel de froid aux extrémités inférieures, bouffées de chaleur à la tête. — Depuis six mois, proéminence et sensibilité de l'hypochondre droit qui devient, par moments, le siége de douleurs assez violentes, s'irradiant vers la région dorsale et l'épigastre, et ne disparaissant qu'après une durée de 24 à 48 heures, amaigrissement, sommeil agité, inquiétude, caractère irritable. — Tous ces symptômes furent supprimés, à la suite d'un traitement de trois semaines de durée, par les eaux de Molitg, employées en boisson, bains, quarts de lavements, auxquelles furent associés, à titre d'adjuvants, deux purgations avec la magnésie décarbonatée, le sirop d'écorces d'oranges de Laroze, et une application de sangsues au fondement.

Maladies de Poitrine.

SOIXANTE-QUATORZIÈME OBSERVATION.

Catarrhe pulmonaire; amélioration après une saison de 20 jours.

B... J..., officier supérieur en retraite, 64 ans, tempérament lymphatico-sanguin, constitution détériorée (jadis vigoureuse), arrive à Molitg-les-Bains, le 1ᵉʳ août 1857. — Il est affligé d'un catarrhe pulmonaire intense, dont le début remonte aux dernières années de son service, et qui a résisté jusqu'à ce jour à une infinité de remèdes et aux nombreuses médications prescrites par des médecins d'un grand mérite. Découragé par tant d'essais et de tentatives inutiles, B... J... avait fini par envisager son infirmité comme n'étant plus susceptible de guérison, et depuis longtemps avait renoncé à l'intervention des médecins et des remèdes. Toutefois se trouvant à Molitg, où il était venu, non dans l'intérêt de sa santé mais pour y conduire un jeune enfant atteint de prurigo chronique, il se détermine, sur les instances de son épouse et le conseil de l'homme de l'art qui soignait son petit-fils, à faire usage de la médication hydro-minérale.

— Comme il y avait lieu de ne pas trop compter à priori sur la tolérance de l'estomac, qui était fatigué, irritable et fonctionnait péniblement, l'eau minérale fut prise, au début de la cure, à doses fractionnées progressivement croissantes. Dès la fin du premier septenaire du traitement, le malade prend un bain général de deux jours l'un, et le jour intermédiaire une douche révulsive de courte durée aux extrémités inférieures; après le bain et la douche séjour au lit jusqu'au moment du déjeuner, en vue de favoriser une bienfaisante diaphorèse.

Sous l'influence de ce traitement, B... J... vit son état s'améliorer d'une manière très notable ; ses forces se relèvent, la toux se modère, les quintes si fatigantes de la matinée finissent par disparaître, et l'expectoration qui se fait désormais sans efforts ne donne lieu qu'à l'excrétion de quelques rares crachats muqueux, semblables, par leur couleur et leur consistance, à ceux qui sont rendus au déclin d'une bronchite ordinaire de médiocre intensité.

SOIXANTE-QUINZIÈME OBSERVATION.

Catarrhe pulmonaire chronique, — cystite chronique avec ulcération de la muqueuse vésicale, —notablement amendés à la suite d'une cure thermale.

A... D..., 60 ans, tempérament lymphatico-sanguin, constitution détériorée, fut frappé, dans le courant du mois de février

1867, et pendant la recrudescence d'une toux catarrhale dont il était affligé depuis plusieurs années, d'une forte attaque d'apoplexie, qui fut suivie de l'abolition complète du mouvement du côté droit du corps et de rétention d'urines. — Après quatre mois de soins assidus et intelligents, le malade est transporté à Molitg-les-Bains dans les conditions suivantes : retour des forces du côté affecté, qui permet au malade de commencer à se servir de son bras et de faire, étant dans son lit, avec la jambe du même côté, quelques légers mouvements d'extension et de flexion ; toutefois impossibilité encore de se maintenir sans aide dans la station verticale ; — toux fréquente, notamment le matin, avec expectoration abondante de crachats jaunâtres et puriformes ; — hypogastre un peu tendu et très sensible, toute pression exercée sur cette partie occasionne une douleur qui s'étend du fond de la vessie (trigone vésical) jusqu'à la fosse naviculaire et provoque instantanément le besoin d'uriner, besoin qui se fait d'ailleurs sentir en tout temps, par intervalles très rapprochés ; urines rouges et troubles, parfois sanguinolentes et déposant un sédiment épais, purulent, exhalant une odeur ammoniacale très prononcée.

L'état de cet homme, en ce qui concerne ses maladies de la poitrine et de la vessie, se trouva notablement amélioré, après une cure d'une vingtaine de jours et par le seul usage de l'eau minérale en boisson ; la toux était plus rare et la matière de l'expectoration plus louable ; les besoins d'uriner moins fréquents, la miction plus facile, les urines plus claires, moins foncées en couleur et sans traces de sang ni de pus dans le dépôt qu'elles laissaient au fond du vase. Mais l'asthénie musculaire resta, à peu de chose près, ce qu'elle était avant la cure ; peut-être par cette raison, que le malade ayant dû être logé dans un hôtel trop éloigné des thermes, ne se trouva pas dans les conditions voulues pour prendre les bains et les douches, qui sont des moyens de curation généralement efficaces dans cette nature de lésion.

SOIXANTE-SEIZIÈME OBSERVATION.

Phthisie catarrhale avec hypertrophie et dilatation du cœur,
hémoptysies fréquentes.

A... V..., propriétaire-agriculteur, âgé de 34 ans, arrivé à
Molitg-les-Bains, le 14 juillet 1861, vient me consulter et me
remet la note suivante, résumé de ses antécédents morbides :
il a eu, dans ses jeunes ans, une dermatose à la tête qui résista
longtemps aux remèdes et ne fut définitivement guérie que par
l'application de la calotte ; plus tard survinrent, par périodes
plus ou moins rapprochées, des éruptions d'une dartre sèche,
dont les extrémités inférieures étaient le siége ordinaire d'élec-
tion ; cet exanthème était d'ailleurs peu gênant, peu incommode ;
il n'influait pas sur l'état général de la santé ; il ne fut jamais
l'objet d'une médication quelconque.

En 1853, A... V... ayant quitté son pays natal pour se fixer
dans une commune qui est infectée par les miasmes paludéens
est pris, après quelques mois de séjour dans sa nouvelle rési-
dence, d'une fièvre intermittente très grave, dont les moyens de
l'art n'eurent raison qu'après quatre semaines d'efforts persévérants, et contre les retours de laquelle A... V... a cherché ultérieurement à se prémunir à l'aide du sulfate de quinine et autres
fébrifuges dont il faisait usage, conformément aux prescriptions
formulées par son médecin. Nonobstant cette médication préventive, A... V... a éprouvé, il y a un an, une récidive de cette
affection périodique, compliquée alors d'une violente irritation
de poitrine, avec expectoration abondante d'un sang vermeil et
écumeux ; les accès (il y en eut trois semblables dans l'espace
de six jours) furent combattus et supprimés par un traitement
actif, dirigé avec une grande habileté et toutefois impuissant à
mener à bien la résolution complète de la phlegmasie pulmonaire ; la toux se continue, moins fréquente, il est vrai, et surtout
moins pénible, mais donnant lieu, principalement le matin, à

une expectoration abondante de matières épaisses, jaunâtres et par moments sanguinolentes; des douleurs momentanées, variables se faisaient sentir sur divers points de la poitrine et le plus souvent à la région inter-scapulaire; il avait contracté une disposition aux hémoptysies tellement prononcée, que ces effusions sanguines se produisaient le plus souvent sans qu'il fut possible de leur assigner une cause déterminante, et c'est ainsi que s'était manifestée la dernière, dix jours avant le départ du malade aux Thermes.

A son arrivée à Molitg, ce malade présentait les signes extérieurs d'une constitution minée par des lésions graves siégeant dans des viscères de premier ordre : amaigrissement très prononcé, joues caves, pommettes saillantes, lèvres rétractées, côtes proéminentes et enfoncement des espaces intercostaux, pâleur de la face, conjonctives luisantes et d'un bleu de perle, diminution des forces, dyspnée, oppression et par moments battements du cœur irréguliers, diminution notable du bruit respiratoire vésiculaire, râles muqueux abondants, matitée de la région précordiale, bruits du cœur perceptibles au loin, œdème autour des malléoles, inappétence, digestions lentes et pénibles; aucune trace de l'ancienne maladie de peau depuis l'apparition des premiers accidents pulmonaires.

Traitement thermal et ses résultats.—Comme l'état du malade exigeait les plus grands ménagements; comme il y avait lieu de sonder la tolérance des voies gastro-intestinales et de procéder par conséquent par voie de tatonnement, l'eau minérale fut d'abord administrée par petites quantités, deux demi verres par vingt-quatre heures, les trois premiers jours, en augmentant la dose par progression fort lente et de telle façon que le malade n'arrive à prendre la dose de cinq verres (moitié le matin, moitié dans ses repas) que le quatorzième jour de la médication thermale. A cette date, il y avait du mieux, le malade avait recouvré des forces, il réclamait un traitement thermal plus actif, il demandait à être traité comme le sont la généralité des baigneurs. On croit pouvoir alors se rendre à ses désirs, on passe à l'usage

13

externe de l'eau minérale, des demi-bains, d'abord alternés avec des douches légères aux jambes, et consécutivement à celui des bains de tout le corps.

Ce complément de médication thermale non-seulement fut bien supporté, mais le malade en éprouva un grand bien-être intérieur, duquel il faut sans doute attribuer une bonne part à une poussée de plaques herpétiques qui se produisit le vingt-cinquième jour du traitement. A cette époque l'amélioration était très sensible, le malade respirait largement, il toussait peu, il expectorait avec facilité, il avait engraissé d'une manière appréciable, etc., etc. Le traitement fut néanmoins continué jusqu'au 15 août suivant, époque où le malade quitta les Thermes dans des conditions telles qu'il y avait lieu d'espérer le rétablissement ultérieur de sa santé.

SOIXANTE-DIX-SEPTIÈME OBSERVATION.

Phthisie tuberculeuse, Scrofule ganglionnaire chronique. — Amélioration immédiate et guérison consécutive par l'emploi des Eaux de Molitg.

A...T..., âgé de 10 ans, tempérament lymphatique, constitution chétive, a eu l'enfance très maladive, il a eu des gourmes, des adénytes et des ophtalmies rebelles, il a été constamment sujet à des rhumes; il porte, à la partie latérale gauche du cou, au-dessous de la partie moyenne de l'os maxillaire supérieur, une cicatrice très apparente, résultant d'un ancien engorgement stru-meux qui avait longtemps suppuré; au voisinage de cette cicatrice existent de petites tumeurs dures, de volume inégal, peu saillantes; à droite, un vaste engorgement qui occupe l'espace compris entre la clavicule, le maxillaire supérieur et les régions laringienne et parotidienne, celle-ci comprise; cet engorgement est dur, bosselé, sans changement de couleur à la peau, sauf à la partie inférieure, où se voient deux petites plaques d'un rouge violacé, dépassant le niveau de la tumeur. Ce jeune enfant est tourmenté, notamment le matin, d'une toux sèche et quinteuse, avec expectoration

pénible de quelques crachats menus et filants. Les manœuvres
d'exploration font reconnaître un peu de matité, une respiration
un peu obscure et des râles crépitants vers le sommet des pou-
mons, partout ailleurs râles sibilants ; bruits du cœur très prononcés et sensibles même sous la clavicule droite ; voix sourde
et voilée ; sensation de chaleur incommode et de picotements à
la gorge.

C'est après avoir constaté l'insuffisance, sinon l'inefficacité
complète des divers traitements successifs par lesquels on avait
cherché à reconstituer ce jeune garçon et à combattre son affection de poitrine, qu'on l'envoie le 5 juin 1853 à Molitg-les-Bains,
où il est immédiatement soumis à la médication suivante : de
quatre à cinq verres par jour d'eau minérale, dont la moitié est
bue dans le courant de la matinée, et l'autre moitié dans ses
repas, mélangée avec le vin ; un quart de lavement d'eau minérale, avec quatre ou cinq gouttes de laudanum, au moment du
coucher ; bains généraux aux Thermes Massia, par séries successives de cinq à six, séparées par un ou deux jours de repos. —
Comme adjuvants, sirop de digitale, à la dose de quatre cuillerées à café, mélangé dans l'eau minérale qui est prise le matin,
pendant les dix premiers jours du traitement, remplacé plus
tard par le sirop anti-scorbutique, à dose un peu plus élevée,
et administré de la même manière.

Les bons effets de cette médication, qui est continuée jusqu'à
la fin du mois de juillet suivant, ne tardent pas à se révéler d'une
manière très apparente. Dès le 15, diminution notable de la toux,
timbre normal de la voix, sommeil réparateur, le jeune malade
se promène et peut monter les escaliers sans éprouver de l'oppression, commencement de résolution des engorgements glan-
dulaires. Cette amélioration, qui fait la joie de l'enfant et le
bonheur de la mère continue à s'accentuer chaque jour davantage
jusqu'au 30 juillet suivant, époque où le jeune A... T... s'en va
des Thermes dans un état de santé des plus satisfaisants, eu
égard à la situation déplorable où il se trouvait au moment de
son arrivée.

Pendant cinq saisons consécutives, le jeune A... T... est venu passer le temps de ses vacances à Molitg-les-Bains, à l'effet de consolider sa guérison et de puiser, dans ces sources bienfaisantes, de nouvelles forces pour une vie d'étude et d'application couronnée par de brillants succès.

Affections arthritiques. — Rhumatisme, Goutte.

SOIXANTE–DIX-HUITIÈME OBSERVATION.

Rhumatisme chronique du membre abdominal gauche (*Ischias nervosa postica* de Cotugno), guéri après une cure de quinze jours.

Un homme de 32 ans, habitant de ma commune, d'un tempérament sanguin, d'une bonne constitution, sans antécédents morbides, souffrait depuis quatre mois d'un rhumatisme nerveux qui, après avoir successivement envahi diverses régions de l'organisme, s'était fixé, en dernier lieu, au membre pelvien gauche. Les souffrances de cet homme ne discontinuaient pas, et s'irradiaient, dans les moments d'exacerbation, au scrotum et au testicule gauche; la situation permanente de la jambe, que l'immobilité et la douleur avaient sensiblement atrophiée, était la demi flexion; les quelques mouvements de progression qu'il essayait par moments d'exécuter, n'étaient possibles qu'avec l'appui d'une béquille et d'une canne. Il se trouva délivré de son infirmité et à même de reprendre son travail, après quinze jours de l'usage des Eaux de Molitg en bains et en douches méthodiquement appliquées.

SOIXANTE–DIX-NEUVIÈME OBSERVATION.

Rhumatisme chronique, compliqué de péricardite, consécutif à un rhumatisme inflammatoire sur-aigu, guéri à la suite d'une cure de 20 jours.

Un autre individu de ma commune, J... R..., âgé de 58 ans, journalier, d'une très forte constitution, n'ayant jamais fait de maladie grave, n'ayant souffert jamais que d'une douleur passagère à la région dorsale, qui se manifestait ordinairement le matin et se dissipait dans la journée par l'exercice et le travail. Il fut pris, au mois de mars 1865, d'un rhumatisme aigu qui envahit successivement la région dorso-lombaire et toutes les articulations des membres pelviens et thoraciques, avec engorgement inflammatoire et sensibilité très vive de ces parties. La fièvre était intense, ardente, la soif inextinguible, et les redoublements qui se succédaient dans le principe à de courts intervalles, étaient marqués par des mouvements fluxionnaires rapides, tantôt à la tête, tantôt à la poitrine, et en ces conjonctures critiques se manifestaient les symptômes les plus redoutables, tels que coma, céphalée, délire ou dyspnée, anxiétés précordiales, lypothimies, menaces de suffocation, suivant les organes qui étaient le siége de ces processus phlogistiques. Cette maladie fut longue; les accidents de la tête et de la poitrine que je viens de signaler furent conjurés, il est vrai, vers la fin du deuxième septénaire, mais la fièvre et les douleurs articulaires continuèrent à sévir intenses et rebelles jusqu'au soixante-dixième jour. Alors survinrent des excrétions abondantes d'urines troubles, jumenteuses, qui déposèrent longtemps une matière blanchâtre qui se solidifiait par le repos et offrait alors toute l'apparence du plâtre ou de la craie. Cette abondante diurèse fut une crise bienfaisante; la fièvre alla en diminuant, les douleurs s'amendèrent, et le malade put essayer, dès cet instant, de faire quelques mouvements dans son lit, où, jusque-là, il avait été comme enseveli dans un état d'immobilité complète. Toutefois l'espérance d'une guérison prochaine, que cette heureuse amélioration avait fait concevoir, ne se réalisa pas. Le 20 juin, époque où l'emploi des eaux de Molitg fut décidé, le malade ne pouvait encore exécuter les mouvements de progression qu'avec une grande gêne et l'appui d'une canne, le plus léger exercice lui causait une fatigue extrême et réveillait les douleurs des articles; il ressentait par moments de la gêne et de la douleur avec des battements précipités à la région précordiale; ses membres présentaient encore le même degré d'émaciation, bien qu'il mangeât depuis quelque temps d'assez bon appétit et digérât passablement.

Par l'usage des eaux de Molitg en boisson, douches et bains, il fut délivré en vingt jours de son rhumatisme et des symptômes qui continuaient de se manifester à la région du cœur.

QUATRE-VINGTIÈME OBSERVATION.

Affection rhumatismale chronique, localisée dans les viscères de la diges-tion ; — retour des douleurs à leur siége primitif pendant la cure, et guérison subséquente de l'affection gastro-intestinale. — Hydarthrose indolente, développée aux deux genoux dans les derniers temps du traitement thermal, réserbée pendant la durée d'une seconde cure faite à Vernet-les-Bains immédiatement après celle de Molitg.

Un Espagnol, âgé de 53 ans, fortement constitué et d'un tempérament lymphatico-sanguin, était depuis longues années affecté de douleurs rhumatismale qui se manifestaient sur diverses parties, et le plus ordinairement aux genoux et au coude-pieds. Elles avaient été notablement amorties par une cure qu'il avait faite en 1852 à une autre station d'eaux minérales; il n'en res-sentait plus la moindre atteinte dans le courant de l'hiver suivant; mais à dater de cette époque, sa santé qui jusque-là s'était main-tenue dans les conditions les plus normales, commença à s'alté-rer, son appétit diminua, ses digestions se firent mal et s'accom-pagnèrent de gastralgie, parfois de vomissements; la diarrhée se montra de temps à autre, accompagnée quelquefois d'épreintes et de matières sanguinolentes.

Appelé auprès de lui, le lendemain de son arrivée aux Thermes (13 juillet 1853), je constatai l'état suivant: abattement extrême, tant au physique qu'au moral; regrets d'avoir fait un voyage qui l'a, dit-il, horriblement fatigué, et qui n'aboutira à rien; diarrhée avec coliques depuis la veille au soir; langue un peu saburrhale, un peu rouge à la pointe, sensibilité de l'épigastre, ballonnement du ventre, et toutefois, au palper, nul indice révélateur d'une altération grave des tissus.

Prescription : bouillon de poulet, tisane de riz, décoction blanche de sydenham; fomentations et quarts de lavements émollients. — Le 15, la diarrhée a cessé, le malade est assez bien remis de la fatigue du voyage. Le 16, commencement de la cure thermale, ainsi instituée : mélange par parties égales d'eau minérale et de lait, édulcorée avec le sirop d'écorces d'oranges, par doses croissantes, suivant le degré de tolérance de l'estomac; un bain général par jour aux Thermes Llupia. Le 21, amélioration sensible, appétit plus vif, digestion plus facile; dès ce moment l'eau minérale est prise sans addition de lait et bien supportée. Le 22, des douleurs se font sentir aux articulations fémoro-tibiales; mais cet incident n'atteint pas un degré d'intensité qu'il faille considérer comme une contre-indication à la cure, laquelle est continuée sans interruption jusqu'au 3 août suivant, époque où le malade quitte les Thermes, parfaitement guéri de son affection gastro-intestinale.

Une cure complémentaire de dix jours, qu'il alla faire immédiatement après à Vernet-les-Bains, fit totalement disparaître une légère hydasthrose qui s'était manifestée aux deux genoux le quatorzième jour du traitement.

QUATRE-VINGT-UNIÈME OBSERVATION.

Douleurs arthritiques très invétérées; — coexistence, depuis deux ans, d'une dartre sèche des lèvres; — les deux affections disparaissent à la suite de deux cures thermales.

Mme J... D..., âgée de 72 ans, tempérament mixte, constitution moyenne, rentière. Elle était sujette, depuis longues années, à des douleurs arthritiques qui se faisaient ordinairement sentir aux mains et aux pieds, et avaient déterminé la formation de concrétions tophacées aux parties voisines des jointures des orteils et des doigts. Étant venue, en 1856 et 1857, réclamer le secours des eaux de Molitg pour une dartre des lèvres (*herpès labialis*), avec rétraction des tissus et gerçures profondes aux commissures ; elle fut guérie, à la suite de la seconde cure, de sa dermatose et de ses douleurs rhumatismales ; les incrustations tophacées étaient complétement résorbées. (Quel rapport entre ces deux formes pathologiques, simultanément effacées sous l'influence du même agent thérapeutique? Étaient-elles simplement coïncidentes ou dérivaient-elles du même principe diathésique?)

QUATRE-VINGT-DEUXIÈME OBSERVATION.

Diathèse goutteuse ; coexistance d'une affection papuleuse.
Bons effets immédiatement opérés par une cure thermale.

Le 25 juillet 1857, arrive à Molitg-les-Bains, A... T..., de Barcelone, âgé de 53 ans, tempérament lymphatico-sanguin, complexion obèse, menant une vie sédentaire. Des renseignements sommaires qu'il me transmet, il résulte que depuis dix ans, il est affecté de la goutte, dont la dernière attaque, survenue le mois de mars dernier, plus longue sinon plus douloureuse que les précédentes, l'avait retenu deux mois et demi dans son lit ; qu'il souffrait encore des genoux et des pieds, notamment durant la marche, à laquelle il ne pouvait se livrer qu'avec beaucoup de peine et à l'aide d'un bâton ; que chaque soir, il avait à la partie inférieure de la jambe et autour des chevilles, une enflure d'autant plus considérable qu'il avait fait plus d'exercice dans la journée ; que depuis deux mois il était atteint d'une maladie de la peau très incommode, laquelle était caractérisée par des démangeaisons qui se faisaient alternativement sentir sur toutes les régions de cet organe, mais plus particulièrement aux fesses et aux épaules, démangeaisons qui s'exaspéraient par moments, et le forçaient à se gratter avec une telle violence qu'il se déchirait la peau et en faisait jaillir le sang.

Cure thermale : un bain général par jour, de temps à autre et pendant la durée du bain douches légères, promenées sur les parties endolories ; usage interne de l'eau minérale par doses croissantes de deux à cinq verres. Commencé le 26 juillet, le traitement fut continué sans interruption jusqu'au 19 août suivant; à cette date, l'état du malade se trouvait dans d'excellentes conditions, les démangeaisons se faisaient sentir à peine, les douleurs arthritiques avaient complétement disparu depuis le douzième jour du traitement; les articulations des genoux et des pieds avaient repris la force et la souplesse primitives.

A... T... revint à Molitg pendant cinq années consécutives, et dans ce laps de temps il ne fut atteint qu'une seule fois, dans le printemps de 1858, d'une attaque de goutte, dont les accès furent moins longs et plus supportables que les précédents.

Affections de l'appareil génito-urinaire.

QUATRE-VINGT-TROISIÈME OBSERVATION.

Affection de l'appareil génito-urinaire; sa production et son développement à l'occasion de la rentrée d'un exanthème dartreux chronique; sa résistance pendant quatre ans à tous les moyens qui lui sont opposés par la thérapeutique ordinaire.—Son atténuation et sa guérison successive, alors qu'il se produit sous l'influence des Eaux thermales de Molitg un eczéma lombaire aigu qui se transforme, à la longue, en *pityriasis simplex* persistant.

A... C..., 29 ans, tempérament bilioso-sanguin, propriétaire-agriculteur, fils d'un père dartreux. Il avait eu dans son enfance une gourme de longue durée, après la disparition de laquelle il était resté sujet jusqu'à l'âge de vingt-deux à vingt-trois ans à des éruptions de nature herpétique, contre lesquelles il n'avait employé que des bains généraux, soit simples, soit émollients, et divers topiques dont il ne peut spécifier la nature. A cette époque de sa vie et sous l'influence d'émotions morales résultant d'un revers de fortune, A... C... avait commencé à ressentir des douleurs aux lombes et à l'hypogastre, avec cuisson et ardeur dans le canal de l'urètre, urines troubles, contenant des pellicules analogues à celles qui se détachent d'une dartre squammeuse, symptômes qui alternaient, dans le principe, avec des catarrhes bronchiques, marqués pour la plupart par des hémoptysies et un état fébrile bien prononcé. Pendant la durée de quatre années consécutives A... C... avait eu recours, sous la direction d'un homme de l'art éclairé, aux méthodes ordinaires de traitement, et à diverses reprises aux eaux minérales d'une station très fréquentée. Ces moyens n'avaient toujours eu qu'une action palliative et avaient, par conséquent, été insuffisants à enrayer la marche de la maladie. Une particularité remarquable signalée par le malade, c'est que pendant cette longue période il avait été complétement affranchi de l'affection herpétique.

Dans le courant du mois de mars 1859, et sans cause bien déterminée, A... C... avait vu ses souffrances s'élever à un haut degré d'exaspération, et se traduire par les symptômes d'une attaque de colique néphrétique aiguë, avec nausées, vomissements, ballonnement du ventre, douleurs des plus intenses à la région de la vessie et rétention d'urine. Une abondante hématurie, survenue quarante-huit heures après le début de cette crise, fut suivie d'une détente et d'une sensible atténuation des symptômes. Toutefois, à partir de cet instant, la constitution de A... C... s'affaiblit et se détériore, ses fonctions digestives se pervertissent, l'amaigrissement qui s'en suit fait de rapides progrès, le teint pâlit, les urines troubles et sanguinolentes continuent de charrier les pellicules précédemment signalées, les douleurs lombaires sont permanentes et désormais contraignent le malade à tenir constamment le tronc plié en deux.

Tel était l'état de A... C... quand il arrive à Molitg-les-Bains, le 15 août 1859. Le lendemain A... C... commence le traitement thermal d'après le mode suivant : tous les jours un bain général aux Sources Llupia ; deux verres par jour d'eau minérale en boisson, coupée au tiers avec la décoction d'uva-ursi et édulcorée avec le sirop de fleurs d'oranger, dose qui doit être progressivement augmentée en raison de la tolérance et d'après les indications ultérieures jusqu'à concurrence de quatre à cinq verres. Cette médication, d'ailleurs assez bien tolérée, n'amène pas de résultats immédiats, mais dans la nuit du 23 au 24 A... C... se sent vivement indisposé ; il éprouve du malaise, du frisson, d'incessantes envies d'uriner, et consécutivement les symptômes d'une fièvre inflammatoire, avec céphalalgie et brisement des membres. Vers le déclin de la nuit, les régions lombaire et dorsale deviennent le siége d'un sentiment d'ardeur et de picotement insupportables, la peau rougit, se tuméfie et bientôt est surmontée de vésicules confluentes, remplies d'un liquide transparent, qui devient promptement laiteux, et dont la rupture est suivie d'une abondante exhalation de sérosité jaunâtre et gluante.

En raison des accidents inflammatoires qui accompagnent l'éruption de cet exanthème, les Sources Llupia sont provisoirement remplacées par les eaux de l'Établissement Barrère, sous l'influence sédative de celles-ci, l'éréthisme vasculaire baisse, et dans l'espace de quatre jours il est suffisamment atténué pour permettre au malade de reprendre la médication primitive, qu'il continue sans désemparer, à la dose et de la façon sus-énoncées, jusqu'au douze septembre inclusivement.

Pendant cette seconde période du traitement thermal et à dater du moment de l'éruption de l'eczéma rouge, en voit s'opérer dans l'état du malade les modifications suivantes : amendement progressif de l'affection chronique des orgnanes génito-urinaires; les douleurs lombaires et hypogastriques vont de plus en plus en s'effaçant, le malade reporte le tronc dans sa rectitude normale, les urines plus abondamment sécrétées et rendues à plein canal sont de moins en moins sanguinolentes, moins chargées de dépôt sédimenteux et de particules d'épithélium, l'œdème des paupières et des malléoles disparaît, les fonctions digestives se régularisent, A... C... est en pleine convalescence ; sauf un reste d'irritabilité de la vessie qui se révèle par de trop fréquents besoins d'uriner; il ne conserve, à son départ des Termes, que la dermatose survenue le huitième jour du traitement, et dont l'éruption a été comme le prélude de la guérison définitive d'une lésion organique invétérée qui avait sérieusement compromis l'existence de A... C...

Avec le temps et à l'aide de trois autres cures minérales, celle-ci a beaucoup perdu de son intensité; elle s'est même transformée en simple dartre farineuse; mais elle persistait encore dans l'été de 1863, époque du dernier voyage du sieur A... C... à Molitg-les-Bains.

QUATRE-VINGT-QUATRIÈME OBSERVATION.

Fistule urétro-cutanée; affection prurigineuse concommitante; l'une et l'autre survenue après la disparition d'une dartre sécrétante. — Amendement progressif et guérison définitive sous l'influence d'une cure thermale, pendant laquelle l'exanthème s'est reproduit aux lieux primitivement contaminés.

Un homme de 54 ans, d'une forte constitution et d'un tempérament bilioso-sanguin, vint à Molitg dans le courant du mois d'août 1861 pour y chercher, disait-il, sinon une guérison, du moins un soulagement quelconque, d'abord à une affection prurigineuse dont il était incessamment tourmenté, et secondement à une maladie du canal de l'urètre, caractérisée par une sensibilité très-vive de la membrane qui tapisse ce conduit et qui rendait toujours pénible et douloureux le passage de l'urine, et par une fistule urinaire ayant son siége au-dessous des bourses.

Questionné sur ses antécédents, J... B... raconte qu'il est douanier en retraite, qu'il a passé la majeure partie de son service, soit dans des régions montagneuses et des postes fort pénibles, soit dans des pays de plaine et des parages renommés par l'insalubrité du climat et l'émanation des miasmes paludéens; que pendant toute la durée de son service, sa santé n'a pas été sérieusement dérangée, et qu'il n'a éprouvé d'autres infirmités que des douleurs rhumatismales passagères qui ne l'ont jamais empêché de faire son service; qu'en fait de maladies de femmes, il avait contracté, bien avant son mariage une chaudepisse qui, bien que non virulente, fût très lente à se résoudre, laissa le canal de l'urètre un peu irritable et sujet à sécréter, par moments, un liquide d'un jaune verdâtre, appréciable seulement par les taches qu'il imprimait sur le devant de sa chemise; que depuis l'époque où il avait pris sa retraite, il avait eu quatre fois une maladie de la peau, caractérisée par des plaques rouges, surmontées de petits boutons, qui suppuraient et se recouvraient de croûtes; que les trois premières éruptions de cette dartre s'étaient produites sur la peau des membres et avaient cédé à l'usage des bains et des purgatifs répétés; que la dernière, survenue dans le courant du mois de mars, après avoir successivement occupé diverses parties de la surface tégumentaire, s'était définitivement localisée au pubis, aux bourses et à la partie interne des cuisses; que celle-ci avait été fort tenace, mais qu'il était parvenu enfin à s'en débarrasser à l'aide d'un traitement composé de sirop de Cuisinier et de divers onguents et pommades qu'un pharmacien lui avait conseillés. J... P... continue son exposé en disant que quelque temps après la suppression de cet exanthème, suppression dont il s'était d'autant plus félicité, qu'en outre qu'il constituait pour lui une incommodité aussi pénible que dégoutante, il avait mis des entraves à la réalisation du projet d'un second mariage qu'il se proposait de contracter, il fut pris de douleurs aux lombes et au bas-ventre, avec difficulté très grande d'uriner, symptôme qui alla en augmentant jusqu'à déterminer une ischurie complète, et par suite la nécessité de l'emploi de la sonde pour provoquer la sortie des urines; qu'on avait combattu cette rétention d'urines par les saignées générales et les sangsues, par les bains généraux et les bains de siége émollients, par les lavements de même nature, par les boissons délayantes émulsionnées et nitrées, etc., et qu'en réalité elle ne s'était amendée d'une manière sensible qu'alors seulement que, par une crise naturelle, il s'était établi presque en même temps un écoulement de matières puriformes de couleur verdâtre par le canal de l'urètre, et sur la partie spongieuse de ce conduit un abcès qui s'était ouvert spontanément et avait été suivi d'une fistule, à laquelle on avait opposé en vain le tamponnement, la cautérisation et la sonde à demeure; que ses urines continuaient toujours de passer en partie par cette fistule, et en partie par la voie naturelle. Au dire de J... P..., l'homme de l'art aux soins duquel il s'était confié en dernier lieu, avait indiqué les eaux de Molitg comme propres, non pas à guérir la fistule urinaire, qu'il prétendait ne pouvoir être avantageusement traitée qu'à l'aide d'une opération chirurgicale, mais à mettre un terme aux démangeaisons et aux picotements incessants qu'il ressentait sur sur diverses parties de la peau, et qui lui faisaient endurer des souffrances autrement vives et insupportables que celles qui résultaient de sa maladie du canal de l'urètre.

Indication du traitement thermal suivi à Molitg par J... P... et ses résultats : du 10 au 16 août, un bain par jour, et quatre verres d'eau minérale en boisson, coupée avec du lait; démangeaisons notablement amorties. Du 17 au 24, six bains et la même quantité d'eau minérale en boisson, sans mélange de lait, aux Thermes Llupia; — à titre d'adjuvant : 25 gouttes d'alcoolature d'aconit, à prendre en trois doses dans les vingt-quatre heures; démangeaisons à peine sensibles, urines sécrétées facilement et sans souffrances, toutefois le malade ne peut supporter plus de cinq quarts d'heure la présence d'une bougie qu'il se proposait de garder toute la nuit. Dans la journée du 25, il se sent indisposé, sa tête est lourde et douloureuse à la région sus-orbitaire, il a des nausées et quelques vomituritions d'un liquide amer et jaunâtre; dans la nuit du 25 au 26, redoublement de la céphalalgie, agitation, chaleur intense et sensation de picotements aux cuisses, à l'abdomen et aux pubis; le 26, éruption sur ces parties de plaques rouges, surmontées de vésicules eczémateuses confluentes. Du 27 août au 2 septembre, quatre bains à la Source Barrère, eau minérale en boisson, coupée avec la tisane d'orge et le sirop de fleurs d'oranger; disparition de l'éréthisme général et local, sécrétion très modérée aux plaques dartreuses d'une sérosité gluante, qui se transforme en croûtes minces et jaunâtres; rétrécissement de l'ouverture fistuleuse. Le 3 septembre, J... P... revient aux Eaux Llupia, dont il continue l'usage en bains et en boisson, sans mélange de correctifs, jusqu'au dix de ce mois inclusivement. A cette époque, J... P...

est dans un état des plus satisfaisants; les quelques démangeaisons qu'il ressent encore sont limitées aux surfaces occupées par la dartre qui a fait explosion pendant la cure thermale; ses urines sont excrétées sans gêne et sans souffrance; sa fistule est réduite au quart de son diamètre primitif, et l'occlusion complète de celle-ci, évidemment due à l'action exclusive des Eaux de Molitg, s'est opérée peu de jours après le départ de J... P... des Thermes de cette localité.

Pertes blanches.

QUATRE-VINGT-CINQUIÈME OBSERVATION.

Perte blanche chronique, avec irrégularité de la fonction menstruelle, gastro-entéralgie, troubles des fonctions digestives. — Amendement de tous les symptômes par une cure thermale de seize jours de durée; — deuxième cure, guérison définitive.

Jeune femme, auprès de laquelle je suis appelé le 15 juillet 1859, et qui m'offrer à considérer : 25 ans d'âge, tempérament lymphatico-nerveux, constitution primitivement bonne, mais ruinée alors par la maladie; affligée depuis quatre ans, à la suite d'une fausse couche, suivie de plusieurs métrorrhagies, d'une leucorrhée abondante, contre laquelle ont été vainement prescrites et strictement exécutées diverses médications et une très longue cure dans une station renommée d'eaux sulfureuses. Aux inconvénients ordinaires qui résultaient de cette sécrétion morbide, sont venues s'ajouter depuis trois mois des douleurs aux aines, au bas-ventre, à la région lombo-sacrée, avec un sentiment de lourdeur très incommode au fond du bassin, avec plus grande âcreté de l'écoulement leucorrhoïque, dont le contact produit, sur les parties voisines de la vulve, des plaques érythémateuse; le spéculum et le toucher révèlent et montrent un prolapsus considérable de la matrice, la rougeur et la chaleur de la muqueuse vaginale, un engorgement très prononcé du col utérin, une plaque granuleuse occupant le museau de tanche, et toutes ces parties baignées par une matière purulente, épaisse, grisâtre, que le pinceau a peine à détacher. La malade est fort mal réglée ; les périodes menstruelles généralement séparées par des intervalles de quarante-cinq jours à deux mois sont précédées et accompagnées d'une vive exaspération de ses douleurs, avec excrétion fort minime d'un sang peu coloré, peu consistant ; elle est pâle ; elle a perdu son embonpoint, son appétit est nul, ses digestions toujours lentes et pénibles s'accompagnent fréquemment de crampes d'estomac ; les selles, communément rares et dures, sont parfois darrhéïques.

Cette affection utéro-vaginale et les états morbides qui l'accompagnaient furent notablement amendés par une cure thermale de trois semaines, précédée d'une cautérisation avec le nitrate d'argent, et de l'emploi, pendant quatre jours, d'une médication sédative et anti-spasmodique. — Une guérison définitive fut le résultat d'une seconde cure dans le courant du mois de juin de l'année suivante.

QUATRE-VINGT-SIXIÈME OBSERVATION.

Leucorrhée chronique, présumée de nature dartreuse, remarquable par l'odeur fétide et repoussante du liquide sécrété, guérie par deux cures à Molitg-les-Bains.

Le 15 août 1857, je suis appelé auprès de Mlle J... D..., âgée de 17 ans, teint coloré, tempérament lymphatico-sanguin, offrant en apparence les attributs de la santé la plus brillante. Renseignements commémoratifs : mère exempte d'infirmités ; père robuste, mais sujet de longue date aux éruptions d'une dartre squammeuse humide ; indemne elle-même de toute maladie sérieuse jusqu'à l'âge de 11 ans. A cette époque, et sans cause appréciable, elle est atteinte d'un écoulement des parties sexuelles, qui n'a jamais plus tari, qui s'est manifesté, dès le début, avec les caractères d'une excessive acuité, avec accompagnement d'un symptôme incommode et désagréable au point de nécessiter la sortie de la malade de l'établissement où elle faisait son éducation.

L'affection de Mlle J... D... est caractérisée par un écoulement leucorrhéïque, abondant, acrimonieux par moments, jusqu'à rougir et enflammer la peau de la vulve et des parties voisines de cet organe ; l'odeur qu'exhale ce liquide, d'un jaune ordinairement verdâtre et parfois sanguinolent, odeur promptement sentie par les personnes qui l'approchent, est d'une fétidité repoussante et ne peut être mieux comparée qu'à celle qui s'exhale de la bouche et du nez de ceux qui sont affectés d'ozène.

C'est en vain que, pendant cinq ans, on avait usé de tous les moyens internes et externes qui semblaient le plus appropriés à cette nature de maladie ; c'est en vain qu'à diverses reprises on avait eu recours aux eaux minérales salines, alcalines et sulfureuses, aux ferrugineux, à l'iode et à ses diverses préparations, aux lotions et aux injections émollientes, sédatives et astringentes, aux solutions de chlorure de chaux ; rien n'avait réussi : les médications les plus heureuses n'avaient jusque-là produit qu'une amélioration plus ou moins sensible, mais tôt ou tard suivie d'un mouvement de recrudescence qui ramenait le mal à son état habituel de virulence et d'intensité.

Dire la désolation de l'intéressante malade, la sollicitude et les pénibles préoccupations de la mère sur la situation déplorable de son enfant, serait chose difficile ; l'une et l'autre demandaient avec instance mon sentiment, et sur l'opportunité des eaux de Molitg et sur leurs effets probables.

Mon embarras était grand (c'était le premier cas de ce genre qui se présentait à mon observation) ; réduit à procéder, dans l'appréciation de ce fait singulier de pathologie, par la méthode d'exclusion, ma pensée dut s'arrêter à l'hypothèse d'une maladie constitutionnelle héréditaire. Je dus me demander si l'écoulement vaginal de Mlle J... D... ne serait pas l'expression symptomatique d'une diathèse identique à celle qui se traduisait chez le père par des manifestations de forme eczémateuse sur la surface de l'appareil dermoïde, si la différence qui existait, quant à leur siége respectif, entre les deux états morbides, ne pouvait pas se rapporter, soit au fait de l'idiosyncrasie, soit à une cause

14

accidentelle de stimulation locale? Ce diagnostic était sans doute fort problématique, et ne m'autorisait guère à accentuer une prévision formelle et précise au sujet de l'expérimentation à faire sur les eaux sulfureuses de Molitg; toutefois, suffisamment rassuré par l'innocuité bien certaine du remède, je n'hésitai pas à conseiller son emploi immédiat, allant même jusqu'à donner l'assurance, non-seulement qu'il serait bien supporté, mais que la malade s'en trouverait bien.

Traitement thermal : 26 bains; trois verres d'eau minérale dans la matinée, deux verres coupés avec le vin à chaque repas; un quart de lavement avec le même liquide au moment du coucher; injections vaginales pendant la durée du bain et dans le courant de la journée.

Résultat du traitement : amendement sensible, tant au point de vue de la quantité que de la qualité de l'écoulement.

L'année suivante second traitement, suivi d'une guérison qui s'est maintenue et consolidée par une troisième cure thermale et par l'usage ultérieur et alternatif des préparations arsénicales et sulfureuses. Je dois noter ce fait que, dans ses derniers voyages, Mlle J... D... fut accompagnée par son père, atteint, comme il a été dit, d'un eczéma très invétéré, lequel se modifia d'une façon très avantageuse sous l'influence de la médication hydro-minérale.

Maladies vénériennes.

QUATRE-VINGT-SEPTIÈME OBSERVATION.

Siphilis constitutionnelle, guérie après une saison à Molitg.

Le 18 juin 1859 je suis consulté par Mme J... D..., âgée de 28 ans, tempérament lymphatique, constitution moyenne. Renseignements: il y a 18 mois, elle a contracté des chancres aux parties génitales et à la bouche, par suite de cohabitation avec son mari, infecté. Mise à l'usage des pilules mercurielles de Dupuytren, les chancres ont disparu après 25 à 30 jours de traitement.

Après treize à quatorze mois, Mme J... D... est prise d'une
violente stomatite, dont une médication hyposthénisante modère
les symptômes sans réussir toutefois à les résoudre et à prévenir
le développement de plusieurs ulcérations qui s'établissent sur
divers points des parois de la bouche. Mme J... D... est alors
soumise derechef à l'emploi des préparations mercurielles;
mais ce remède et l'iodure de potassium qui lui succède, sont
non-seulement inefficaces, mais on voit sous leur influence le
mal s'étendre, s'aggraver, se compliquer d'autres graves lésions,
et la santé générale de cette femme se détériorer d'une manière
inquiétante. Pour remédier à de pareils désordres et réparer une
constitution sérieusement compromise, on a recours à Molitg-
les-Bains où j'ai l'occasion de voir la malade et de constater
l'état suivant : habitude du corps pâle et amaigrie, nuance plom-
bée des pommettes et des paupières, celles-ci légèrement infil-
trées, diminution des forces, digestion lente et pénible, selles
fréquentes et parfois dyssentériques, fièvre lente avec redoublements nocturnes, langue rouge, tuméfiée, creusée à sa partie
latérale gauche d'une longue et profonde fissure ; amygdales,
luette, voile du palais rongés par un vaste ulcère à fond grisâtre,
à bords irréguliers et en certains points comme coupés par un
emporte-pièce.

Traitement thermal : usage interne de l'eau minérale, coupée
avec le lait, par doses croissantes, jusqu'à concurrence de trois
verres par jour, prise sans mélange à cette dernière dose à dater
du dixième jour du traitement; un bain par jour aux Thermes
Massia. — Moyens auxiliaires : un gramme par jour d'iodure de
potassium, incorporé dans le sirop de saponaire; gargarismes
avec un mélange d'eau minérale refroidie et de miel rosat; cautérisations avec le nitrate d'argent.

Guérison après quatre semaines de séjour aux Thermes.

QUATRE-VINGT-HUITIÈME OBSERVATION.

Siphilis constitutionnelle, guérie après une cure de vingt-six jours
aux Thermes.

G... B..., 39 ans, tempérament sanguin, constitution primitivement vigoureuse, vient à Molitg-les-Bains le 14 août 1853.
Il n'accuse d'autres antécédents morbides que deux gonorrhées
virulentes, contractées pendant la durée de son service militaire,
pour chacune desquelles il était entré à l'hôpital, d'où il était
sorti, chaque fois, soi-disant guéri, et depuis cette époque des
maux de gorge et des rhumes de cerveau, qui se reproduisaient,
surtout durant la saison d'hiver, à des intervalles plus ou moins
rapprochés.

Vers le milieu de novembre 1852, il a été pris d'un mal à la
bouche, qu'il a d'abord négligé, et qui plus tard a été combattu,
mais sans le moindre succès, par les dépuratifs, par l'iodure de
potassium, par les tisanes sudorifiques, et en dernier lieu par
les préparations mercurielles.

État du malade à son arrivée aux Thermes : muqueuse buccale
rouge, tuméfiée et recouverte de plaques blanchâtres; gencives
fongueuses et recouvertes d'exulcérations à leurs points de jonction avec l'arcade dentaire, dents vacillantes; langue parsemée à
sa base d'ulcérations, dont les bords sont comme taillés à pic, et
de fissures profondes sur les bords. Altération de la santé générale, inappétence, dyspepsie, mouvements fébriles vers le soir.

Un traitement de vingt-six jours par l'usage des eaux en bains
et en boisson, a été suivi d'un remarquable amendement, prélude
de la guérison qui s'est nettement dessinée peu de temps après
le départ des eaux.

Asthénies musculaires. — Paralysies.

Hémiplégie du côté gauche; — trois récidives avantageusement traitées
par les Eaux de Molitg.

Mme D... avait eu, dans l'espace de sept ans, trois fortes attaques d'apoplexie, qui avaient été suivies de l'abolition complète
du mouvement de la partie latérale gauche du corps, avec dyspepsie, migraines intenses et autres névropathies siégeant sur
divers points de l'organisme.

Après l'emploi des moyens ordinaires appropriés à son état,
Mme D... était transportée à Molitg-les-Bains, où l'usage des eaux
en boisson, bains et douches, produisait constamment la suppression rapide de tous les phénomènes nerveux et le retour progressif de la force musculaire des organes paralysés, si bien
qu'avant la fin du deuxième septenaire de la cure, elle pouvait
marcher seule, en ne s'aidant que d'une canne, et pourvoir par
elle-même à tous ses besoins.

Nota. C'est dans le courant du mois de mars 1851, que
Mme D... fut prise de la troisième attaque, étant alors âgée de
73 ans; amenée à Molitg-les-Bains à la fin du mois de juin suivant, ce fut seulement alors que j'eus l'occasion de la voir pour
la première fois, d'avoir des détails circonstanciés sur ses antécédents et de constater *de visu* les effets de la cure thermale
qu'elle fit à cette époque.

Paraplégie, suite de couches laborieuses; — lésion traumatique probable
des organes sexuels; hyperesthésie périphorique; santé générale détériorée. — Une cure thermale suivie de guérison.

Mme A... T..., 22 ans, tempérament lymphatico-sanguin,
constitution moyenne, avait été frappée de paraplégie à la suite

d'un accouchement qui s'était fait dans les plus malheureuses conditions. Il avait fallu rectifier, par des manœuvres longues et pénibles, une situation défectueuse, et amener, à l'aide du forceps, un enfant mort-né. (Rapport de la malade.)

Amenée à Molitg-les-Bains dans le courant du mois de juillet 1865, et appelé à la visiter le surlendemain de son arrivée, j'eus à noter les particularités suivantes : Pouls dur et accéléré (90), chaleur de la peau intense et âcre, rougeur vive des pommettes, soif, inappétence, langue sèche et légèrement saburrale, constipation, émission des urines fréquente et douloureuse, tuméfaction de l'hypogastre, endolorissement de cette partie, des aines et de la région lombo-sacrée, leucorrhée abondante avec excrétion de matières muco-purulentes mélangées de temps à autre d'un sang noir, tantôt liquide, tantôt grumeleux ; affaiblissement de la force musculaire des membres abdominaux, à tel point que la malade ne peut supporter la situation verticale et exécuter les mouvements de la progression qu'à l'aide de deux personnes ; sensibilité excessive de toute la partie extérieure du corps.

Cure thermale : dix bains généraux de la source Barrère, douze bains et un égal nombre de douches légères aux thermes Llupia, injections légères dans les parties génitales, pendant la durée du bain ; deux à trois verres par jour d'eau minérale en boisson, mélangée les premiers jours avec l'eau d'orge ou le lait ; — à titre d'adjuvants : frictions sur la colonne épinière, avec une pommade composée d'onguent d'althæa, de camphre et d'extrait de jusquiame ; pilules de Méglin, de deux à trois par jour.

Résultats de la cure : retour sensible des forces musculaires, la malade marche facilement sur un sol horizontal, elle peut monter et descendre les escaliers, en ne s'appuyant que sur la rampe ; écoulement vaginal presque tari ; disparition complète de l'hyperesthésie périphérique.

Névroses cérébrales.

Attaques d'épilepsie, suivies d'un état syncopal de longue durée.— Poussée de nature dartreuse survenue le quatrième jour de la cure thermale.— Guérison immédiate de la névrose ; persistance de la maladie cutanée.

Une femme de 32 ans, J... D..., délicate, d'un tempérament nerveux et lymphatique, mal menstruée, avait, dès son enfance, une disposition aux affections nerveuses, telles que céphalalgies, toux sèche, palpitations, pleurs sans sujet, tics dans la figure. — Depuis l'âge de quatorze ans, manifestations plus ou moins fréquentes d'une dartre sèche, pendant la durée desquelles les premiers symptômes disparaissent ou s'amendent. Depuis deux ans que la dernière poussée de cet exanthème a été brusquement supprimée (on ne sait comment et à quelle occasion), Mᵐᵉ D... est sujette à des attaques nerveuses qui débutent par la perte subite de connaissance, des secousses du tronc et des membres, de l'écume aux lèvres, les yeux cachés sous la paupière supérieure et ne laissant voir que le blanc, puis raideur générale pendant quelques minutes dans l'état de pronation, puis après tous les muscles se détendent, les membres sont flasques et pendants, les yeux sont fermés, la bouche reste entr'ouverte, la respiration nullement sensible, le pouls à peine perceptible, tremblotant, et cette période ultime des attaques de Mᵐᵉ D... se prolongerait parfois, d'après son dire, des heures entières ; elle a duré quarante minutes dans celle dont elle fut atteinte le 11 septembre 1855, jour de son arrivée à Molitg.

Incessamment soumise à l'usage de l'eau minérale, en bains et en boisson, Mᵐᵉ D... est prise, le quatrième jour de la cure, des symptômes d'une courbature ; abattement général, sensation de brisement des membres, lassitude extrême ; elle éprouve des frissons, de la céphalalgie, des nausées, de la douleur à l'épigastre ; dans le courant de la nuit la fièvre s'allume, la peau est chaude, rude au toucher, elle se colore d'un rouge érythéma-teux et devient le siége d'un sentiment de prurit des plus vio-lents. — De tout cet appareil de symptômes il ne reste, vers le troisième jour à dater de leur invasion, sauf quelque peu d'abat-tement et de lourdeur de tête, que la rougeur persistante et toutefois moins vive de la peau, qui commence dès cet instant à sécréter, sur tous les points de sa surface, la matière furfuracée caractéristique de l'espèce de dartre dite pityriasis. — La re-prise du traitement thermal, qui fut continué jusqu'au 4 octobre suivant, n'eut aucun résultat sensible sur cet exanthème, dont la malade ne fut débarrassée d'une manière définitive qu'après une troisième cure, qu'elle fit le mois de juillet 1857. — Quant à ses attaques d'épilepsie, la malade déclarait qu'elles ne s'étaient pas reproduites à cette dernière époque, et que celle du mois de septembre 1855, précédemment décrite, était la dernière qu'elle eût essuyée.

QUATRE-VINGT-DOUZIÈME OBSERVATION.

Hypochondrie, pléthore abdominale, stases de sang dans les viscères de cette cavité, suites de la suppression d'un flux hémorrhoïdal ancien;— retour de cet écoulement sanguin pendant la durée d'une cure thermale; guérison consécutive des symptômes précités.

E... D..., âgé de 26 ans, tempérament bilioso-nerveux, d'assez forte constitution, appartenant à la classe savante, se livrant immodérément aux travaux de cabinet et à des études abstraites, qui n'étaient pas suffisamment compensés par les exercices corporels. — Il est atteint depuis son enfance d'une affection hémorrhoïdale présumée héréditaire, avec constipation habituelle, et flux sanguins comme périodiques depuis l'âge de 14 ans, avec irritation permanente de la muqueuse rectale et pro-cidence de cette membrane, attribuée aux efforts nécessités par l'acte de la défécation, lequel s'accompagne toujours et est suivi de douleurs très vives et bien souvent d'un sentiment de brûlure au fondement. — En vue d'atténuer ces symptômes si incommo-

des, le malade a fait usage, il y a trois ans, de bains locaux
d'eau froide et d'autres topiques répercussifs ; dès lors aggravation très grande de son état : le flux hémorrhoïdal cesse de
paraître, et en même temps se manifestent des symptômes multiples et variés, tels que troubles des fonctions gastro-intestinales, appétit variable, tantôt nul, tantôt exagéré, digestion pénible avec douleurs gravatives de l'estomac, rapports acides,
flatuosités intestinales, hypochondres gonflés et sensibles à la
pression ; resserrements spasmodiques de la poitrine avec difficulté de respirer ; céphalalgies, tintements d'oreilles, sommeil
interrompu par de fréquents cauchemars, pollutions nocturnes,
affaissement des forces et des facultés intellectuelles qui fait que
la moindre contention d'esprit, un effort quelconque d'attention
provoquent le vertige et font monter le sang à la tête ; idées fixes
et exagérées sur la nature et la gravité de la maladie, tristesse,
présages sinistres, pâleur de la face, corps amaigri. — Il a été
pris, il y a trois mois, d'une fièvre ortiée à récidives hebdoma-
daires, avec grande gêne de la respiration et anxiétés précordiales pendant le début de chaque crise, que le sulfate de quinine
et les moyens ordinaires ont été impuissants à enrayer. Envoyé
à Molitg-les-Bains, à l'occasion de cette dermite, E... D... commence, le 5 juillet 1857, la cure thermale qui est instituée
comme il suit : chaque jour, un bain tempéré additionné de
colle de Flandre, trois verres d'un mélange d'eau minérale et
de lait, édulcoré avec le sirop de fleurs d'oranger ou de pivoine ;
du 10 au 15, usage des bains frais de l'établissement Barrère ;
du 16 au 28, reprise des bains tempérés à l'établissement Llupia,
mais alors sans addition de colle de Flandre. — Comme adjuvants : alcoolature d'aconit, vingt gouttes dans un verre d'eau
sucrée, à prendre en trois doses, un lavement émollient pris
chaque jour, à la même heure, et immédiatement après l'exonération de l'intestin, un quart de lavement de même nature à
garder, à température un peu plus basse, en vue de combattre
le sentiment d'ardeur et de cuisson insupportable qui succède
à la défécation ; nourriture composée de viandes blanches, de

poisson léger, d'œufs frais, de lait, de végétaux herbacés, de fruits mûrs ; abstinence de liqueurs alcooliques et de boissons échauffantes ; distractions, promenades en voiture.

Résultat du traitement : au départ du malade guérison de l'urticaire ; résolution très avancée de la congestion irritative de la muqueuse rectale, évacuations alvines s'opérant sans souffrance et recouvertes, dans les derniers temps de la cure, de mucosités sanguinolentes ; amendement notable des divers symptômes et sensations perçus dans les trois cavités splanchniques ; chute du rectum moins prononcée, exigeant moins d'efforts pour le faire rentrer, appétit naturel, bonnes digestions, calme et bien-être au physique et au moral.

Gravelle.

QUATRE-VINGT-TREIZIÈME OBSERVATION.

État morbide complexe ; — manifestations persistantes caractéristiques d'un vice herpétique constitutionnel ;—d'autre part, lésions graves des organes génito-urinaires, dont la nature diathésique se révèle par l'expulsion, pendant la durée de la cure thermale, de matières sablonneuses et de calculs d'acide urique, — faiblesse et irritabilité de l'organe encéphalique, — constitution détériorée,— incident grave survenu pendant la cure minérale par suite d'une imprudence du malade (infraction aux règles du traitement). — Bons effets produits sur l'état général et local par un traitement thermal de quatre semaines de durée.

Un religieux de Figuères (Espagne), âgé de 62 ans, d'un tempérament lymphatico-sanguin, d'une forte corpulence, ayant le cou très gros et court, était affligé depuis longues années d'une dartre sécrétante et d'ulcères variqueux aux extrémités abdominales. Dans le courant du mois de novembre 1853, il avait été pris d'une attaque de colique néphrétique très intense contre laquelle on avait fait une médecine très active (saignées répétées, générales et locales, bains prolongés, etc.), mais impuissante à amener une résolution complète de cette phlegmasie. Depuis lors il était resté sujet à des douleurs aux lombes, à l'hypogastre, au périnée, avec difficultés très grandes d'uriner et excrétion d'urines troubles, déposant une matière blanchâtre que le malade comparait à de la gelée épaisse et qui se collait aux parois du vase ; son appétit avait sensiblement diminué, ses digestions se faisaient péniblement et ses forces avaient tellement baissé qu'à l'époque de son voyage à Molitg, le 1er juin 1854, il ne pouvait monter l'escalier de son appartement sans éprouver de l'oppression et un sentiment de fatigue extrême ; il accusait un état habituel de faiblesse dans la tête et par moment, un sentiment de lourdeur et de constriction de cette partie, qui l'avaient contraint de renoncer à toute espèce de travail intellectuel et à l'exercice de son ministère.

Cure thermale commencée le 2 juin 1854, ses incidents et ses résultats : en raison du mauvais état des voies gastro-intestinales, et de l'irritabilité de la tête, le traitement thermal dut être institué et modifié comme il suit : eau minérale mélangée avec l'eau d'orge par parties égales, à doses croissantes depuis deux demi-verrées jusqu'à six ou huit, suivant les progrès de la tolérance, un bain d'une heure par jour à la baignoire des douches des thermes Mamet ; — le 7, amélioration très appréciable sous tous les rapports ; le 10, contrairement aux prescriptions indiquées, le malade se fait administrer un bain de la source des baignoires, à la suite duquel se manifestent presque instantanément des symptômes de congestion cérébrale, qu'il faut combattre par la saignée et les révulsifs internes et externes ; le 14, reprise du traitement sous la forme primitive, mais eu égard au bon état de l'estomac, on supprime la tisane d'orge qui est mélangée à l'eau minérale ; le 16, la situation est très satisfaisante, le malade a plus de force, il mange de bon appétit et digère normalement, ses urines sont excrétées à plein canal, la dartre et les ulcères des jambes sont en bonne voie ; du 17 au 20, urines abondamment sécrétées avec dépôt dans le vase d'une matière analogue à du sable rougeâtre ; le 21, grand désappointement du malade par suite du retour de la douleur lombaire qui se montre par instants intense et dilacérante ; — juleps sédatifs, frictions sur le rachis d'une pommade belladonée ; — atténuation progressive de la douleur, nuit tranquille, sommeil réparateur; le 22, au réveil du malade, sensation pénible rapportée au testicule gauche qui est légèrement rétracté; mais ce dernier symptôme disparaît pendant la durée d'un bain qu'il va prendre à la baignoire des douches des thermes Mamet; —frictions avec la pommade belladonée à l'hypogastre et au périnée; —expulsion dans le courant de la journée de trois petits calculs à surface inégale, rugueuse, de même couleur que le sédiment précité et d'un volume égal, les deux premiers à une grosse lentille et le troisième à un petit pois.

Dès ce moment le malade va de mieux en mieux, les urines continuent de couler abondantes et de plus en plus limpides, ses forces reprennent, toutes ses fonctions s'accomplissent normalement; il s'en va des thermes, le 28 juin, ne conservant d'autres vestiges de ses anciennes infirmités, que les ulcères des jambes, qui sont réduits au quart de leur diamètre primitif et en bonne voie de guérison.

QUATRE-VINGT-QUATORZIÈME OBSERVATION.

État morbide se manifestant par des troubles des fonctions digestives et des organes génito-urinaires, des névropathies, un malaise général, l'agitation dans le sommeil, la dépression des forces, etc.—Réfractaire aux moyens ordinaires de traitement, et avantageusement modifié par l'usage des Eaux minérales de Molitg, sous l'influence desquelles se produit incessamment une abondante excrétion d'urines, chargées de matière graveleuse. — Deux récidives des symptômes sus-énoncés, traitées avec un égal succès par le même agent hydro-minéral. — L'habitude ultérieurement contractée par le sujet de cette observation, de faire tous les ans une ou deux cures à Molitg-les-Bains à l'époque de la belle saison, annihile sa diathèse et produit sur son organisme une telle modification que depuis l'année 1816 jusqu'en 1863 (époque où cette note a été prise) sa santé s'est toujours maintenue dans les meilleures conditions.

J... C..., âgé de 83 ans, tempérament lymphatico-sanguin, constitution bonne et d'une vigueur remarquable, eu égard à son âge, ayant longtemps exercé la profession de notaire, habitant

une commune du Roussillon. Appelé auprès de lui, dans le courant du mois de juillet 1863, à l'occasion d'une maladie intercurrente dont il avait été pris le surlendemain de son arrivée aux
Thermes, il me rend compte, ainsi qu'il suit, des antécédents
morbides qui motivent les voyages qu'il fait annuellement à
Molitg-les-Bains depuis l'époque sus-indiquée : Jusqu'à l'âge de
trente-cinq ans il avait été exempt d'infirmités et ne se rappelait
pas avoir fait jamais de maladie sérieuse ; à cette époque de sa
vie, et à la suite de fatigues corporelles résultant des soins et de
la surveillance nécessités par des travaux de réparation d'une
longue durée, J... C... commence à éprouver quelques dérangements dans l'état de sa santé : dégoût, inappétence, lenteur de la
digestion, flatuosités, tournoiements de tête, douleurs erratiques
sur divers points de l'économie, sommeil agité, par moments
difficulté dans l'émission des urines, sentiment de fatigue générale, abaissement des forces, malaise, alternatives de froid et de
chaleur. A ces anomalies de la santé, envisagées d'abord comme
des accidents passagers devant naturellement disparaître par
l'éloignement de la cause qui les a produits, le sieur J... C...
oppose le régime, le repos, les bains domestiques, les boissons
délayantes, et divers agents thérapeutiques appropriés à son état.
Ces moyens, continués pendant un mois, restent complétement
inefficaces ; nul changement dans son état, sauf les douleurs qui,
de vagues et fugitives qu'elles étaient d'abord, se montrent plus
fixes et tendent à se localiser aux régions lombaire et hypogas-
trique. C'est dans ces circonstances que le sieur J... C..., défé-
rant aux conseils d'un ami, se rendit aux thermes de Molitg, où
il fit usage des eaux, pendant une vingtaine de jours, en bains et
en boisson. Les effets de cette médication furent aussi rapides
qu'avantageux ; à dater du second jour du traitement, les douleurs lombaires et hypogastriques qui, sans avoir jamais été fort
intenses, contraignaient le malade à tenir le tronc incliné en
avant, s'amendent et lui permettent de se redresser sans gêne ni
souffrance. En même temps il se produit une abondante excrétion d'urines troubles, foncées en couleur et chargées de matières

sablonneuses, excrétion remarquable notamment pendant la durée de l'immersion du malade dans le bain. Aux désordres des fonctions digestives, succède le retour graduel de l'appétit et l'assimilation de plus en plus normale des aliments, le sommeil redevient calme et réparateur, il n'est interrompu que par les besoins d'uriner, qui se font sentir à diverses reprises dans la nuit ; les progrès de la convalescence se prononcent et se dessinent de telle façon qu'à la fin du troisième septenaire du traitement, le sieur J... C... a retrouvé le complément de ses forces et la plénitude de sa santé.

Dans le courant du mois de mai 1817, J... C... est pris derechef, et cette fois sans qu'il puisse accuser l'action d'une cause déterminante quelconque, des accidents précédemment signalés. Après s'être soigné quelque temps chez lui, le sieur J... C... voyant que son état, loin de s'amender, empire au contraire sous l'influence des remèdes qui lui sont administrés, revient à Molitg-les-Bains où il fait un second traitement dont les résultats sont parfaitement identiques à ceux du premier.

Au commencement de 1818, troisième récidive ; même insuccès des moyens ordinaires ; troisième guérison opérée par les eaux minérales de Molitg... Réfléchissant alors, et à la tendance de son mal à se reproduire et à l'efficacité des eaux de Molitg, pour en opérer la guérison, J... C... se demande si le remède qui le détruit alors qu'il s'est manifesté, n'aurait pas le pouvoir de l'empêcher de reparaître. D'après l'indication de cette donnée hypothétique, il fait quatre saisons thermales, circonscrites dans un espace de trois années, pendant la durée desquelles il reste indemne de toute maladie et jouit d'un état de santé qui n'avait jamais été dans des conditions plus satisfaisantes. Éclairé par ces résultats significatifs, et frappé notamment de ce fait, que chaque cure thermale est marquée, dans ses premiers temps, d'une abondante diurèse, avec excrétion d'urines sédimenteuses, rougeâtres et chargées de matières sablonneuses, le sieur J... C... comprend d'instinct que son organisme est sourdement travaillé par une cause morbide latente, contre laquelle il lui importe de se prémunir, en faisant intervenir activement l'agent minéral qui a neutralisé les effets par lesquels elle s'est jusque-là ostensiblement révélée. C'est ainsi qu'en conformité de cette sage détermination, J... C... est devenu l'un des habitués les plus fidèles et les plus assidus de la station thermale de Molitg-les-Bains, où il vient faire tous les ans, à l'époque de la belle saison, une ou deux cures thermales de dix à quinze jours de durée ; s'administrant les bains, prenant les eaux à sa guise et ne suivant d'autres règles que celles qui lui sont suggérées par son inspiration et son expérience personnelle.

Il y a quarante-sept ans aujourd'hui (14 juillet 1863, jour de l'inscription de cette note dans mes registres) que le sieur J... C... suit régulièrement cette pratique, et pendant la durée de cette longue période, il a été à l'abri, non seulement du retour des accidents qui nécessitèrent ses premiers voyages à Molitg et des infirmités qui sont si familières aux personnes de son âge, mais encore de toute autre espèce de maladie proprement dite ; sa constitution s'est maintenue constamment saine et vigoureuse ; et aujourd'hui, malgré ses quatre-vingt-quatre ans, il conserve encore toute l'énergie et la lucidité de ses facultés intellectuelles.

Cancer.

QUATRE-VINGT-QUINZIÈME OBSERVATION.

Affection cancéreuse.

Femme de 52 ans, de Perpignan, tempérament lymphatique, constitution moyenne, mère de quatre garçons adultes et bien constitués, n'accusant, en fait d'antécédents morbides, qu'une dermatose ancienne peu incommode, dont elle ne spécifie pas le caractère et pour laquelle il n'a jamais été fait de traitement. Il y aura quatre ans, le mois de juin prochain, qu'elle vint à Molitg-les-Bains, à l'effet d'y suivre un traitement pour une maladie du sein, dont le début remonterait, d'après son dire, à trois ans et coïnoiderait avec le temps de sa ménopause. A son arrivée aux Bains, je constatai : tumeur dure, de forme ovalaire, occupant la partie centrale de la mamelle gauche, mesurant six centimètres et demi transversalement et cinq centimètres dans le sens vertical, surmontée de protubérances, sensible à la pression, paraissant faire corps avec le mamelon qui est comme effacé et occupe le fond d'une excavation ou cul de sac formé par l'engorgement du tissu adipeux de la mamelle ; à côté et à droite du mamelon se voit une plaque granuleuse, arrondie, du diamètre d'une pièce de vingt centimes, d'une nuance gris foncé et parsemée de furfures. Cette tumeur, longtemps indolente et très mobile, a grossi depuis quelques mois, est devenue le siége d'un sentiment continuel de chaleur âcre et profonde et de temps à autre de douleurs lancinantes qui occasionnent parfois le réveil de la malade.

Une cure de dix-sept jours, pendant laquelle Mme R... a pris quinze bains aux thermes Llupia et fait usage intérieurement de l'eau minérale, à la dose de trois verres par jour, modifie l'état de la partie de la manière suivante : diminution très sensible et mobilité plus grande de la tumeur interne, disparition des bosselures, des douleurs lancinantes, résolution de l'engorgement sous-cutané et par suite saillie normale du mamelon.

CHAPITRE X.

Des eaux de Molitg-les-Bains considérées au point de vue de la prophylaxie et de l'hygiène.

Si les eaux minéro-thermales de Molitg-les-Bains sont utilement invoquées dans certains cas de maladies d'origine diathésique bien caractérisées ; si les dermatoses et notamment la dartre, quand elles apparaissent avec tous leurs symptômes pathognomoniques, sont si avantageusement modifiées par l'usage convenablement administré de ces sources sanitaires, la logique ne saurait se refuser d'admettre que leur intervention ne sera pas moins efficace pour prévenir le développement de ces affections morbides, quand elles n'en sont encore qu'à leur période d'incubation, quand elles existent à l'état latent et qu'elles ne révèlent leur présence dans le sein de l'organisme que par un état de langueur et de souffrance vague, par l'insomnie, l'inappétence et autres anomalies qui font dire aux patients, que sans être décidément malades ils ne sont pas en bonne santé. Sous ce dernier rapport, les eaux minéro-thermales de Molitg doivent être envisagées comme constituant, de concert avec le milieu qui les entoure, un agent prophylactique, un des plus grands moyens dont l'hygiène dispose pour soustraire l'organisme vivant aux chances d'une perturbation morbide, pour le conserver dans les conditions actuelles de santé, pour assurer celle-ci dans l'avenir, et, pourrai-je dire, pour

prolonger et rajeunir la vie. Or, à ce point de vue l'expérience a prononcé avant les aperçus de la théorie. C'est
ainsi que, sans autre guide que le sentiment instinctif et
le bon sens, un grand nombre de personnes, habitant le
Roussillon et les départements limitrophes, ont l'habitude
pour se maintenir dans leur état de santé, de venir tous
les ans faire une ou deux saisons à nos thermes où jadis
elles ont trouvé la guérison d'un mal dont jusque là elles
avaient souffert. Ces vieux habitués de Molitg, dont le
doyen actuel fréquente les thermes depuis bien près d'un
demi-siècle, s'accordent à dire que leur santé s'était
trouvée plus ou moins sérieusement compromise, toutes
les fois que, par une circonstance quelconque, ils avaient
été empêchés de faire leur cure habituelle à Molitg, et
c'est pourquoi ils proclament que, s'ils jouissent dans
leurs vieux ans d'une constitution saine et vigoureuse,
c'est à leurs pérégrinations annuelles à cette station thermale qu'ils doivent en rapporter tout le mérite. .

C'est encore l'expérience qui a révélé dans les eaux
de Molitg-les-Bains les qualités altérantes et toniques
propres à reconstituer des organismes affaiblis et dété-
riorés. Des enfants malingres, étiolés, privés d'appétit,
en proie à une débilité générale, héréditaire ou acquise,
sont amenés à Molitg-les-Bains pour des gourmes persistantes ; des parents intelligents faisant la remarque
qu'avec la disparition de la dermatose coïncidait, d'une
manière très manifeste, un changement favorable dans la
santé générale de leurs enfants, ont l'heureuse inspiration de les soumettre ultérieurement à l'usage périodique
du liquide minéral, sous l'influence duquel ces petites
créatures prennent de l'appétit, de l'embonpoint et des
forces, éprouvent une transformation remarquable dans

l'ensemble de leur économie, font leur croissance sans accident et traversent sans encombre la période critique de la puberté. Pareille métasyncrise s'opère chez de jeunes sujets amenés à Molitg-les-Bains, en vue de les débarrasser d'une affection herpétique rebelle, entée sur cette nature de constitution vicieuse connue sous le nom de lymphatisme, et qui est caractérisée par la bouffissure et la pâleur de la face, un faux embonpoint, l'inertie des fonctions, une répugnance extrême pour les mouvements de la progression, avec accompagnement, chez quelques-uns, de toux plus ou moins fatigante, de maux de gorge et d'adénites commençantes. En cette occurrence et en vertu de ses propriétés anti-herpétiques en même temps que reconstituantes, l'usage de l'eau de Molitg, en bains et en boisson, produit le double résultat d'effacer l'exanthème herpétique dont ces enfants sont affectés, de relever leurs fonctions assimilatrices et nutritives, d'imprimer à tous leurs tissus un plus haut degré d'énergie et de tonicité, de rétablir dans leur système un juste équilibre entre l'élément sanguin et l'élément lymphatique, et finalement, de les soustraire, en écartant des phénomènes prodromiques suspects et inquiétants, à l'explosion plus ou moins imminente des accidents de la scrofule et de la phthisie pulmonaire.

De tout temps on a signalé l'élément sulfureux comme un modificateur des plus bienfaisants et des plus efficaces des maladies chroniques de la poitrine. Pline et Déosconde l'administraient dans ces affections, à l'intérieur et à l'extérieur. Galien envoyait ses phthisiques en Sicile pour y respirer les vapeurs des volcans. De nos jours, des médecins recommandables par leurs talents et leur esprit d'observation ont constaté que la phthisie pulmonaire est bien rare aux lieux où surgissent des eaux thermales sulfureuses, parce que l'air atmosphérique de ces localités est imprégné des vapeurs qui se dégagent de ces sources. Dans l'un des chapitres qui précèdent, j'ai moi-même noté ce fait, que Molitg est indemne de la phthisie tuberculeuse. Or, si une pareille immunité, dévolue aux habitants de cette commune, n'a pas sa raison d'être dans les conditions climatériques du village où les affections de l'organe pulmonaire (bronchites, pneumonies, pleurésies) sont les maladies généralement dominantes, peut-être n'est-ce pas une hypothèse gratuite de l'attribuer au privilége dont jouissent les habitants de la susdite localité, depuis la fondation des premiers thermes, de faire gratuitement emploi des sources sulfureuses, pour les besoins de leur santé, privilége dont ils ne se font pas faute d'user largement, à tout propos et en toute saison, comme d'une panacée universelle.

Un relevé général des baigneurs qui fréquentent la station thermale de Molitg-les-Bains, conduit à les diviser en trois séries distinctes : 1° ceux qui ne sont porteurs que d'une dermatose pure et simple, sans dérangement des autres fonctions de l'organisme; 2° ceux qui, indépendamment d'une affection chronique de la surface tégumentaire, souffrent d'une autre lésion morbide, dérivant ou non du principe diathésique qui a donné naissance à la première; 3° ceux qui sont atteints de quelques autres espèces morbides, sans liaison, du moins apparente, avec les vices qui engendrent les dermatoses.

Parmi les baigneurs qui sont compris dans les deux dernières séries, il en est qui se présentent avec des lésions vitales mal définies, incomplétement caractérisées, et qui n'ont pas leurs analogues dans les individualités morbides qui sont consignées dans les cadres nosologiques.

Chez quelques-uns, c'est un état de malaise indéfinissable, de langueur et de souffrance de tout le système, sans qu'il soit possible de constater une lésion quelconque d'un organe de premier ordre. Le plus souvent engendrées et entretenues par les préoccupations de l'esprit et du cœur, par les affections morales, les excès onaniques ou vénériens, etc., ces dispositions fâcheuses de l'organisme, qui ne constituent pas encore la maladie proprement dite, sont réfractaires aux moyens ordinaires de traitement, et s'exaspèrent même sous l'action des agents pharmaceutiques.

Quelques-uns, tout en offrant les apparences d'une santé qui, au premier abord, semble ne rien laisser à désirer, se plaignent d'être en proie à des douleurs plus ou moins vives, qui se produisent successivement sur divers points de l'organisme, qui ne font pour ainsi dire qu'effleurer les organes, sans jamais se fixer quelque part, d'une manière définitive.

Certains accusent des douleurs permanentes et autres phénomènes morbides qu'ils rapportent aux viscères des cavités splanchniques et notamment à ceux de la cavité abdominale ; ceux-ci s'inquiètent vivement de leur état, ils s'en préoccupent sans cesse, ils se croient atteints d'une grave et dangereuse maladie, et toutefois un examen minutieux des parties, s'il ne donne pas un résultat complétement négatif, n'amène à constater qu'une altération de peu d'importance, appréciable à peine, et bien insuffisante à donner raison de l'intensité des souffrances et des craintes exagérées des malades.

Là, viennent figurer des adolescents de l'un et de

l'autre sexe, dont la constitution a été sensiblement
éprouvée et le genre nerveux surexcité par des études
sérieuses et trop assidues qui ont excédé leurs forces,
ou par d'autres causes de nature dépressive ; des personnes qui ont fait une grave maladie et dont la convalescence entravée par divers accidents est incertaine
encore, ou du moins fort lente à se consolider ; des
personnes du sexe, affligées d'accidents nerveux ou autres perturbations fonctionnelles, qui se produisent à
l'occasion et pendant la période de l'âge critique ; des
gens d'affaires et des hommes de lettres, qui se présentent avec une santé débile et chancelante, se plaignent
de constipation, de flatuosités, de douleurs d'entrailles,
de migraines et autres phénomènes nerveux, et sont constamment obsédés par les idées les plus bizarres et les
appréhensions les plus vives sur les conséquences de
leurs infirmités plus ou moins réelles.

Les limites nécessairement restreintes d'une simple
notice ne comportent pas des détails circonstanciés sur
les moyens de traitement antérieurement suivis par la
catégorie de baigneurs dont je viens d'esquisser le tableau ;
il doit me suffire de constater les deux faits suivants,
à savoir : premièrement, qu'avant d'invoquer le secours
des thermes de Molitg, la plupart d'entre eux déclarent
avoir fait inutilement et pendant longtemps des médications nombreuses et variées, que les agents pharmaceutiques leur ont mal réussi, et qu'ils se sont plus mal
trouvés encore de la méthode tonique proprement dite,
non moins que de la méthode hyposthénisante ; en second lieu, que les eaux de Molitg-les-Bains, administrées
d'après les règles de l'art, et graduées suivant les indications individuelles, sont parfaitement supportées par

tous les sujets sans exception qui sont compris dans les catégories précédentes; que pendant la durée, et le plus souvent même dès les premiers temps de la cure thermale, il s'opère une amélioration qui, pour quelques-uns, va en se prononçant chaque jour davantage et jusqu'au rétablissement parfait de l'état primitif de la santé. Et dans les cas où une solution aussi heureuse n'est pas le résultat immédiat d'un premier traitement hydro-minéral, on n'en constate pas moins une amélioration des plus avantageuses dans la santé générale des sujets. Sous l'influence de cette médication sédative et doucement tonique, leurs douleurs s'apaisent, l'irritabilité de leur système nerveux se modère, leurs fonctions nutritives s'exécutent avec plus d'énergie, leurs forces reprennent, et dès lors il se déclare dans leur état physique et moral un sentiment de bien-être qui relève leur courage et leur fait envisager l'avenir avec plus de calme et de confiance.

Soyons juste cependant, et convenons que dans l'appréciation de ces faits cliniques, accomplis d'ordinaire pendant la durée d'une cure minérale généralement circonscrite dans une période de deux à trois septénaires, si l'action de l'eau minéro-thermale doit être tenue pour évidente et incontestable, il serait peu rationnel, sans doute, de ne pas admettre comme facteurs auxiliaires des résultats obtenus, les circonstances hygiéniques ambiantes (air pur et vivifiant, changement de régime et d'habitudes, exercice, distractions, etc.), dont la salutaire influence agit et s'exerce parallèlement à celle de l'agent hydro-minéral.

FIN.

TABLE DES MATIÈRES.

FIN DE LA TABLE.

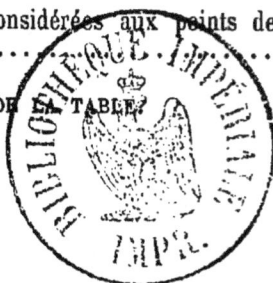